# MÉLANGES

DE

# MÉDECINE,

PAR

**L. F. GASTÉ,**

Médecin principal d'armée, Professeur de Clinique à l'hôpital militaire d'Instruction de Metz; Vice-Président de la Société des Sciences Médicales, et Membre titulaire de l'Académie royale de cette ville; Correspondant de l'Académie royale de Médecine, de la Société médicale d'Émulation de Paris; des Académies et Sociétés royales de Médecine de Strasbourg, Lyon, Marseille, Toulouse, Niort, Tours, Bordeaux, etc.



**METZ.**

TYPOGRAPHIE DE S. LAMORT, RUE DU PALAIS, 10.

MDCCCXLI.

A Messieurs

Moizin, *Président*; de Chamberet, Haren, C. Broussais, Cornac, Gama, J. Pasquier, Brault, Périnet, *Juges du Concours ouvert, le 19 juin 1839, à l'hôpital Militaire de perfectionnement,*

Hommage de gratitude,

*Gasté.*

# INTRODUCTION.

En livrant ce travail à la publicité, je crois devoir rendre compte des motifs qui me l'ont fait entreprendre. Ce fut d'abord un sentiment de reconnaissance pour l'administration de la guerre qui m'a ouvert la voie du concours pour arriver dans un hôpital d'instruction, au professorat que j'ambitionnais vainement depuis quinze ans, parce qu'un homme, dont la haine semble lui survivre, s'y opposa de toutes ses forces. L'institution du concours est un des plus importants avantages dont les officiers de santé militaires aient été dotés. Si vous reportez vos souvenirs sur le passé, sur ce qui a été publié en 1835, dans l'*Abrégé de l'Histoire de la Médecine* et dans quelques brochures qui ont paru depuis, vous reconnaîtrez combien la position des officiers de santé militaires était alors rigoureuse et peu équitable.

L'enseignement et la pratique de la médecine, de la chirurgie et de la pharmacie dans les hôpitaux d'instruction, ne laisseront plus rien à désirer quand les améliorations, dont le temps et l'expérience ont fait reconnaître la nécessité, seront prescrites par l'autorité. L'enseignement des sciences médicales y est tout à la fois théorique et pratique. Chaque professeur voit alternativement fonctionner sous ses ordres ceux qui deviendront pharmaciens ou chirurgiens aides-majors ou médecins-adjoints. Les écoles secondaires et les facultés de médecine n'ont point une organisation si positive. On en voit sortir des officiers de santé et des docteurs qui regrettent vivement de n'avoir fait ni stage en pharmacie, ni préparé les compositions médicinales qu'ils ont à prescrire, et dont les proportions ne sont plus présentes à leur mémoire. Le corps des officiers de santé militaires étant institué spécialement pour les armées en campagne, et nos laborieux confrères des régiments devant être à la fois médecins, chirurgiens et pharmaciens, on reconnaîtra combien il importe que l'étude pratique des sciences accessoires, de la pharmacie surtout, précède celle des sciences élémentaires et fondamentales de la médecine.

En présence des ressources de toute espèce des hôpitaux d'instruction, et avec les avantages que doivent espérer les officiers de santé militaires, en raison des exigences de leur profession, nous devons redoubler d'efforts pour être toujours dignes de l'estime publique et de la bienveillance du gouvernement. Dans cette intention et pour imprimer une heureuse direction à l'enseignement qui m'est confié, je me suis servi des matériaux amassés pendant quinze ans. Je le dis pour ceux de mes jeunes confrères qui douteraient de leur avenir ou qui ne sauraient pas que des travaux soutenus et de bons services conduisent immanquablement au terme d'une ambition légitime.

Parmi les doctrines médicales et dans la confusion déplorable des principes de notre époque, j'ai dû préférer la théorie que j'ai comparée, pendant plus de trois ans consécutifs, avec celles en pratique dans la clinique médicale de Montpellier. La doctrine dont j'ai fait choix, m'a servi à établir une classification nosologique, et à présenter, dans la très-grande majorité des cas, le fait à côté du précepte, à confirmer, par la nécroscopie, l'exactitude de la symptomatologie, la justesse du diagnostic, la certitude du pronostic, l'influence ou l'impuissance du traitement. A l'aide de cette doctrine et des préceptes qui en découlent, je crois avoir donné à la médecine ce degré de certitude qui la met au niveau des sciences physiques et chimiques, et montré ce qu'elle peut et ce qui est au-delà de son pouvoir. Ainsi, pour citer quelques exemples en passant, elle m'a servi à démontrer que la péritonite générale consécutive de perforation est constamment mortelle, que la méningite encéphalo-rachidienne, la pleurite générale, l'inflammation générale des bronches, celle du parenchyme pulmonaire, l'inflammation générale du colon ou celle d'une longue portion du tube digestif, sont presque toujours mortelles. La médecine, impuissante contre ces maladies confirmées, peut en prévenir le développement; et j'ose affirmer, au sujet de celles de l'armée qui nous occupent plus spécialement, que, du jour où seront établis des rapports directs entre les chirurgiens-majors des régiments et les médecins des hôpitaux, leurs efforts communs conduiront à la découverte des causes de mortalité qui frappent les jeunes soldats, et de celles qui résultent de l'encombrement des casernes. Voilà ce que m'ont appris des faits recueillis sur douze ou quinze mille malades depuis vingt-un ans, et plus de deux cents ouvertures de corps faites dans l'hôpital militaire d'instruction de Metz.

Cette doctrine m'a servi à mettre en ordre les maladies qui ont fait le sujet des leçons de pathologie et de thérapeutique générales; à classer plus de deux cents observations complétées par la nécroscopie; et plus de cent vingt autres, recueillies par des sous-aides et des élèves. Elles ont servi de texte à la clinique, et il est aussi regrettable de n'en pas recueillir la collection que de n'avoir jamais vu mettre à exécution l'article VI de l'Instruction du 14 août 1837. L'accueil favorable fait aux comptes-rendus de ma pratique dans plusieurs hôpitaux, était un motif de plus pour donner de la publicité à celui de la pratique et de l'enseignement qui m'est confié. J'y aurais eu recours plus tôt, si je n'en avais été empêché par les exigences de ma position dans un hôpital entretenu par une garnison de dix à douze mille hommes et plus ; où les deux tiers des malades ressortissent de la médecine, où les épidémies les plus graves ont été si rapprochées, où mes rapports ont dû s'étendre, se multiplier en raison de la gravité des circonstances; où le règlement fixe, pour tout le service des fiévreux, un nombre de sous-aides et d'élèves, égal à celui qui est affecté au service des vénériens; où la gravité des maladies et le nombre des décès sont en si grande majorité dans les salles de médecine de tous les hôpitaux militaires.

Tel est le travail que j'ai entrepris, avec l'espoir de trouver dans le jugement de mes confrères plus d'équité que le docteur Menestrel, chirurgien-aide-major, n'en a montré dans ses *Notes sur une organisation du corps des Officiers de Santé militaires,* dans lesquelles il propose la suppression des hôpitaux d'instruction. « Ils sont, dit-il, d'une inutilité remarquable, j'ai peine à concevoir qu'on les ait laissés subsister, les moyens d'instruction y étant à peu près nuls. » Si notre jeune confrère avait pris la peine d'y regarder de plus près, il aurait vu que des sujets distingués sortent chaque année des hôpitaux d'instruction ; que l'enseignement et l'exercice de la médecine s'y font bien, et avec un dévouement qui ne soumet point les chirurgiens et les pharmaciens à des nécessités aussi rigoureuses, puisque, dans les trois professions, on trouve, parmi les médecins seulement, trois professeurs qui ont le grade de major depuis plus de dix-huit ans, quoique deux d'entre eux soient placés à la tête du service de santé des hôpitaux d'instruction de Strasbourg et de Lille.

Metz, le 15 septembre 1841.

# COURS

DE

# CLINIQUE MÉDICALE,

## DE PATHOLOGIE

ET DE

## THÉRAPEUTIQUE GÉNÉRALES,

Professé à l'Hôpital Militaire d'instruction de Metz.

---

## DISCOURS D'OUVERTURE.

9 NOVEMBRE 1839.

MESSIEURS,

Depuis bien des siècles, mais surtout depuis cinquante ans, une polémique très-animée, une lutte scientifique existe entre des doctrines dont chacune prétend servir de base à la médecine, sans avoir jamais eu sur les autres un triomphe complet ou durable. La raison en est que leurs principes ne sont ni assez étendus, ni assez appuyés sur la généralité des faits. L'observation et l'induction, l'expérience et le raisonnement ne peuvent, à eux seuls, prouver de quel côté est la vérité ou l'erreur. Faute d'être engagés sur le même terrain, avec des moyens égaux, sur des données positives, générales et communes, ces interminables querelles, favorables aux progrès partiels de la science, en font mal apprécier ou ne permettent pas d'en saisir l'ensemble. Chacun s'en tient aux principes qu'il a reçus, à la doctrine de son choix. Les discussions et la controverse se croisent sans se rencontrer ; elles restent en deçà ou vont au-delà du but. Ici, on s'en tient à un scepticisme exclusif ; là, on invoque avec confiance un éclectisme trop absolu sans principe et sans règle, c'est-à-dire sans point de départ et sans but.

Tantôt c'est l'empirisme, tantôt l'expectation ; ici l'humorisme, là le solidisme ; ici la chimiâtrie, là le vitalisme ; ici la doctrine dite de la vie universelle, là l'homoéopathie, etc., qui se donnent comme les plus sûrs, les meilleurs guides dans la pratique si difficile de l'art de guérir. Le magnétisme même prétend lui servir de base. C'est comme au temps où les écoles iatromathématiques et chimiques, les dynamistes et les browniens, se disputaient la prééminence. Si vous passez de l'examen des doctrines à celui des agens thérapeutiques, vous découvrez des contradictions non moins affligeantes pour l'humanité, non moins décourageantes pour le médecin : et le nombre en est si considérable que je me borne à vous l'indiquer dans la conviction que la justesse de cette réflexion vous frappera, dès que vous l'appliquerez à l'examen d'un ordre ou d'un genre de médicamens quels qu'ils soient.

Les préjugés, la prévention, l'exagération, une susceptibilité trop souvent outrée, sont les principales causes de ces collisions, de ces interminables débats. Les partisans d'une doctrine sont trop enthousiastes de ses principes, trop hostiles aux doctrines rivales, pour découvrir où est la vérité ou l'erreur. Faute de procéder d'une manière uniforme, régulière, impartiale ; faute de tenir compte des analogies et des différences, on ne s'entend pas, on se repousse de part et d'autre. Les exagérations, les réciprocités passionnées, nuisent au triomphe de la meilleure doctrine comme aux progrès de la science.

Personne n'est éclairé, converti, convaincu : chacun s'en tient à l'opinion qu'il a reçue ou qu'il s'est faite. Ici on publie que le professeur Broussais, pendant cinq années consécutives, a perdu plus de malades qu'aucun des autres médecins, ses collègues au Val-de-Grâce *. Et celui-ci répond que, ayant toujours fait placer dans son service les hommes les plus gravement malades, il n'est pas étonnant qu'il en ait perdu plus que ses collègues. Ailleurs on écrit ** que les médecins des hôpitaux militaires étant tous physiologistes, comme chacun sait, il ne faut pas s'étonner de leurs principes exclusifs. Et quand ils publient le compte-rendu de leur pratique, tout en applaudissant à leurs efforts, on fait remarquer que ces laborieux praticiens ayant à traiter seulement des hommes jeunes, bien constitués, il n'est pas étonnant qu'ils en perdent moins que les médecins des hospices civils, qui ont à traiter des malades épuisés par la misère, par une débauche crapuleuse, par des malheurs prolongés, des infirmités antérieures, ou par l'affection morbide pour laquelle ils réclament trop tard les secours en tout genre de ces établissemens. Mais si l'on réfléchissait sur la facilité des admissions dans les hospices civils et sur celle des sorties plus difficilement explicable à l'égard des valétudinaires, des malades, voire même des mourans, on saurait mieux à quoi s'en tenir sur ces assertions.

Ces faits et vos investigations vous feront comprendre

* Laennec. Traité de l'auscultation, page 707.

** Voyez *Gazette de Santé* du 25 juin 1828, page 143.

pourquoi tant de doctrines, parfois si opposées, se sont disputé la prééminence. Vous le reconnaîtrez plus vite encore si vous me suivez dans l'examen rapide de quatre d'entr'elles, les plus rationnelles ou les plus influentes sur les progrès de la science.

1° La médecine d'observation, l'empirisme éclairé, exercé et si admirablement enseigné par Hippocrate, est vraisemblablement la première doctrine qui ait existé. On ne sait ce qui étonne le plus ou du haut point de perfection auquel le divin vieillard éleva cette théorie ou de l'aveuglement servile de ceux qui prétendent que ses préceptes sont les plus sûrs, les meilleurs à suivre dans l'exercice de l'art de guérir ; et que rien n'y a été ajouté depuis, ou du moins peu de chose. Si ce génie extraordinaire revenait parmi nous, il dirait à ses fanatiques partisans : « Comment pouvez-vous persister dans de semblables erreurs, et vous livrer à des interprétations aussi fausses sur ce qu'était la médecine en Grèce et chez les nations contemporaines ? Croyez-vous que je vais laisser la science dans l'état où elle était il y a plus de deux mille ans, que je ne profiterai pas de l'admirable découverte d'Harvey, de celles d'Haller, des immenses travaux sur l'anatomie, la physiologie, la chimie, la physique, et enfin des précieux moyens d'investigation mis aujourd'hui à votre disposition, pour éclairer l'étiologie, le diagnostic, le pronostic et la thérapeutique des maladies ? Autant vaudrait-il dire, en mon nom, qu'il n'y a point de petite vérole, parce que vous n'en trouvez aucune observation dans mes écrits ; ou nier l'efficacité de la vaccine, parce que les arabes n'ont point connu cette merveilleuse découverte. Marchez avec la science et moi, ou je vous déclare faux disciples, ou fort mauvais médecins. »

2° L'humorisme est une doctrine dont on conçoit la

vogue au temps où la chimie avait pour base celle des quatre élémens. Après cette trop longue enfance, l'art s'émancipa. Il a bien grandi depuis. Ne pourrait-on pas comparer ceux qui se guident encore d'après l'humorisme, aux artistes qui voudraient que l'on peignît avec du charbon sur la muraille, ou avec les doigts sur le sable, comme on le faisait dans l'enfance du monde, ou bien à ceux qui voudraient que le nouveau-né fût formé de chair et d'os dès son origine, pour ne plus croire à la prééminence des liquides sur les solides et pour ne plus combattre les élémens muqueux, bilieux, etc.

3° L'éclectisme, ou le choix de ce qu'il y a de mieux en médecine, a, comme on voit des prétentions fort élevées. Pour être éclectique dans toute l'acception du terme, le médecin doit connaître tous les systèmes et particulièrement chacun de leurs préceptes. Il doit avoir un esprit assez vaste, un jugement assez sûr, pour choisir ce qu'ils ont de mieux. La valeur de l'éclectisme doit donc être mesurée sur l'érudition et la capacité de ses partisans. Le plus instruit aura une multitude de points de comparaison; le plus ignorant en aura quelques-uns seulement, et tous les deux se croiront éclectiques. Celui dont le jugement aura le plus de portée fera le meilleur choix; celui dont le jugement sera faible ou faux choisira mal. L'un et l'autre se diront éclectiques. Le patient ne pourra même pas choisir entre les deux; et vous, médecin, vous ne pourrez convaincre d'erreur ni l'un ni l'autre. L'éclectisme est insaisissable. Il ne s'assujettit à aucune règle. Il se tient modestement au-dessus de la loi commune. Il garde ses franchises, pour être indépendant jusqu'à la licence; car il repousse le contrôle de ses raisonnements et de sa pratique, par le calcul. Nous manquons donc de règle pour apprécier un système qui aura pour seule base l'érudition et la capacité de ses partisans. « Tout médecin, dit un écrivain célèbre, qui fait usage de sa raison pour choisir, dans les diverses doctrines relatives à l'art de guérir, ce qui lui paraît le plus conforme à l'observation et le plus conséquent avec les faits, fait preuve d'un bon esprit, si, réunissant ensuite ce qu'il emprunte à ce qu'il observe et au résultat de ses propres méditations, il coordonne tous ces documens pour se créer des règles fixes de pratique. Mais, prendre au hasard dans toutes les doctrines anciennes et modernes, plutôt par caprice, ou sur des motifs frivoles, que par choix et à l'aide d'un raisonnement serré; entasser dans sa tête des principes de toute espèce et non cohérens entre eux, raisonner ou plutôt déraisonner aujourd'hui avec les mécaniciens, demain avec les chimiâtres, tantôt avec les animistes, tantôt avec les archéophiles, c'est tomber dans un chaos qui répugne à tout esprit juste. » L'éclectisme, dans une bonne tête, peut produire d'heureux résultats; dans une tête mal organisée, il n'en résulte que du verbiage, de la jactance en théorie, de funestes conséquences pratiques. L'éclectisme est donc sans base solide, et le vitalisme de Barthez en a une dans un espace imaginaire où l'on se perd sans savoir où s'arrêter; tandis que la physiologie de Bordeu, rattachant les phénomènes de la vie aux organes, conduit à la doctrine organique comprise dans celle dont nous allons parler.

4° Le solidisme nous paraît préférable aux théories précédentes, non parce qu'il est venu après elles, mais parce qu'il s'est bien fortifié depuis les importantes découvertes sur la circulation, sur l'irritabilité, sur la sensibilité et par les grands travaux des physiologistes et des anatomo-pathologistes. L'organisme, la médecine physiologique, les théories organo-pathologiques en découlent. Nous le prendrons pour guide de l'enseignement clinique dont je suis chargé. De grands travaux sur la symptomatologie et l'anatomie pathologique lui ont donné une heureuse impulsion. Ses progrès seront encore plus marqués quand auront disparu les obstacles que je vais indiquer.

Un instinct de paresse et d'autres motifs, disons-le, nous portent à trouver bon ce que nous savons, à n'en pas chercher davantage, à ne pas répéter, comparer, juger les moyens à l'aide desquels le diagnostic, l'anatomie pathologique, la thérapeutique, se sont enrichis de découvertes utiles. Il s'ensuit que les praticiens âgés repoussent ou dédaignent, tandis que les jeunes gens adoptent, de prime-abord, les propositions, les acquisitions nouvelles, les uns par prévention, les autres avec trop de confiance, et tous sans examen suffisant.

Le choix de la meilleure doctrine à suivre est déjà fort embarrassant ; mais celui du meilleur guide à prendre pour l'exercice de la médecine l'est plus encore. Le traité de médecine pratique de P. Frank est fondé sur une doctrine toute humorale, comme l'ouvrage de Stoll. Mais celui-ci rachète les erreurs et les inconvénients de sa doctrine par des descriptions de maladies d'une vérité frappante que l'on ne trouve point dans l'autre. Cullen et Pinel inclinent vers le solidisme. Mais le premier se montre praticien supérieur à l'autre en ce que le doute philosophique de celui-ci réduit trop souvent la médecine à l'expectation.

La clinique du professeur Andral est un excellent traité de symptomatologie et d'anatomie pathologique. Mais on y voit moins bien les rapports des symptômes avec les altérations morbides. L'art du pronostic s'y distingue à peine, et la thérapeutique, cette partie la plus importante d'un ouvrage de clinique, s'y trouve exposée avec une brièveté désespérante. Ceci peut provenir de ce que l'auteur ne dirigeait pas le traitement des maladies qu'il décrit si bien, ou de son incertitude sur le choix de la doctrine à suivre, du mode de traitement à adopter. Le premier volume de la première édition de cet ouvrage est consacré à l'exposition des fièvres continues; mais, dans la troisième édition, publiée en 1834, ces mêmes fièvres sont rangées sous la dénomination de maladies dont la lésion anatomique est dans l'appareil digestif, tandis que les désordres fonctionnels portent principalement sur la circulation et l'innervation *: changement fort remarquable par l'exclusion des fièvres dites essentielles et la tendance de l'auteur vers le solidisme et la doctrine physiologique **.

Les professeurs Broussais, Bouillaud, Lallemand, s'attachent au contraire à mettre parfaitement en rapport les symptômes et les altérations pathologiques, le diagnostic, le pronostic, le traitement. Leurs travaux sont encourageans. Ils prouvent que la médecine a fait de grands progrès et qu'elle peut avancer encore. Malheureusement, la pratique journalière offre des faits difficiles à placer dans les cadres de ces savans observateurs.

Cette esquisse suffit pour montrer que les médecins de bonne foi, ceux qui cherchent à exercer leur art pour le bien de l'humanité, qui voudraient être guidés par la meilleure doctrine et les meilleurs maîtres, n'employer que des remèdes vraiment dignes de ce nom, restent in-

* Cela signifie que ces maladies sont plus caractérisées par des phénomènes généraux que par des symptômes locaux; et que ceux-ci, par l'effet de la violence ou des progrès de la maladie, sont obscurcis, annihilés par les symptômes généraux, en raison de leur multiplicité ou de leur intensité progressive.

** Aujourd'hui le professeur Andral se montre solidiste, plus encore dans sa pratique que dans ses ouvrages.

décis ou dans la perplexité. Parmi tant de discussions, il est impossible de découvrir où est la vraie, la bonne science, et la lutte se prolonge sans fin. Les faits recueillis en dehors des hôpitaux ne permettent pas de comparer plusieurs maladies observées et traitées en même temps, ni d'apprécier le diagnostic, le pronostic, le traitement, à l'aide des recherches d'anatomie pathologique. De pareilles observations étant incomplètes comme leurs inductions, on ne peut en tirer des principes, des règles générales de pathologie et de thérapeutique.

L'*observation* et l'*induction*, ces deux grandes autorités dont on invoque l'appui depuis tant de siècles, n'ont jamais fait apprécier exactement la valeur des doctrines, ni mis les médecins d'accord. Cela nous a fait chercher et employer une troisième autorité, le *calcul*, qui prête aux deux autres une force irrésistible : car *les erreurs de calcul ne se couvrent pas*. Le calcul, appliqué à la médecine comme complément de l'observation et de l'induction, présente des obstacles, des difficultés qui ne sont pourtant point insurmontables, comme l'a prétendu le professeur R. d'Amador, et nous avons prouvé que cette alliance fera distinguer la meilleure théorie, les plus heureux résultats pratiques.

Toutes ces théories ayant pour objet le perfectionnement de l'art de guérir, la pratique la plus étendue doit être appelée à les juger; et ses arrêts solennels doivent être prononcés dans les grands hôpitaux. Là, sont réunis des juges compétens et les matériaux nécessaires pour terminer ce grand procès; là, doivent être résolues par des chiffres, par des faits, par ce qu'il y a de plus probant, de plus positif en médecine, comme en toute autre science, les grandes questions qui agitent et divisent les médecins.

C'est à Paris et dans les cités les plus populeuses, où deux ou plusieurs médecins font le service dans un même hôpital, dans des conditions égales, qu'il convient d'apprécier, de compter les succès ou les revers imputables à telle ou telle doctrine. Une telle mesure aura pour résultat incontestable de faire connaître la meilleure doctrine et les praticiens qui en font la plus heureuse application.

Le hasard et des circonstances dont nous avons tiré parti, nous ont donné occasion de mettre à exécution un projet qui semblait être, de prime-abord, enveloppé de difficultés insurmontables. Nous avons su les vaincre. D'autres les surmonteront encore mieux. Il s'agissait d'appliquer le calcul à la médecine, comme complément de la théorie et des faits qui doivent servir de base à la pathologie, à la thérapeutique, à la clinique. Nous l'indiquons en passant, pour continuer ces généralités sur une clinique médicale éclairée par l'histoire et fondée sur un système nouveau de nosologie, tel que nous l'avons conçu, pour l'exposer de manière à vous donner des idées nettes, précises, fécondantes, sur la pratique si difficile de l'art de guérir.

De cet aperçu sur les difficultés dans le choix de la meilleure doctrine et des meilleurs guides à suivre, passons à l'examen des connaissances, des qualités nécessaires pour connaître et exercer la médecine.

Pour savoir la médecine il faut connaître les sciences qui n'appartiennent qu'à elle seule, et celles auxquelles elle fait des emprunts plus ou moins nombreux ; il faut connaître son histoire, qui indique les phases de l'art de guérir, et met à portée de raisonner sur ce qu'il fut, sur ce qu'il est, sur ce qu'il sera ; enfin il faut connaître la clinique, qui est le complément des études médicales.

Ces trois grandes divisions de la médecine : la théorie, l'histoire, la clinique, s'appuient l'une sur l'autre, forment un ensemble dont une partie ne peut être isolée sans préjudice pour les deux autres. Toutefois elles sont tellement distinctes qu'on les enseigne séparément. On peut les apprendre à l'exclusion l'une de l'autre. Ainsi vous pouvez, Messieurs, savoir l'anatomie, la physiologie, la pathologie, la matière médicale, qui sont du domaine particulier de la médecine ; vous pouvez savoir la chimie, la physique, la botanique, la jurisprudence, qui lui appartiennent moins directement, sans pouvoir traiter une maladie donnée, bien que vous en ayez presque la capacité. Vous pouvez connaître toute l'histoire de la médecine sans savoir l'anatomie, la physiologie, la pathologie, la clinique ; et enfin, sans la moindre connaissance des sciences médicales précitées, sans la moindre notion historique, vous pouvez traiter une maladie, à grands risques, il est vrai, d'après l'observation clinique ou par pur empirisme : c'est ce qu'ont fait les plus anciens médecins. Il n'existait alors ni théorie ni histoire de l'art de guérir. C'est ce que font encore les médicastres, les charlatans. Les nobles efforts des premiers leur donnent droit à notre vénération ; l'effronterie des autres fait parfois leur fortune. Ni vous, Messieurs, ni moi, ne la leur envierons, car elle est frauduleusement acquise, et le mépris public en ternit presque toujours l'éclat.

Quiconque possède donc les sciences théoriques et historiques de la médecine, est assuré de faire des progrès rapides dans l'étude pratique des maladies. Mais, par une interprétation outrée de cette pensée, il n'en faudrait pas conclure que, sans leur connaissance approfondie, on ne peut se livrer à l'étude de la clinique médicale. Celle-ci est une science à part, bien distincte des deux grandes divisions sous lesquelles nous rangeons l'ensemble des connaissances médicales ; nous l'avons dit, et nous ajoutons que celui qui, de bonne heure, suit attentivement la marche des maladies, fortifie sa mémoire, son jugement, acquiert de plus en plus le tact médical. En d'autres termes, avec des connaissances médicales, théoriques et historiques approfondies, l'étude de la clinique marchera vite, plus sûrement que si l'on possède ces notions isolément ou superficiellement ; et, en admettant que l'on n'en possède aucune, l'observation clinique sera utile en ce sens qu'elle dispose l'esprit à acquérir l'aptitude nécessaire au vrai praticien, et fait naître le désir de savoir la théorie et l'histoire de l'art de guérir.

L'étude de la clinique interne embrasse à la fois un grand nombre de maladies analogues : ce qui ne s'observe pas pour l'étude de la clinique chirurgicale. Ici, la variété fait un de ses principaux attraits, comme l'a professé le célèbre Dupuytren, tandis que pour l'autre, cette même variété est d'un intérêt secondaire. En effet, les constitutions atmosphériques et médicales, les saisons de l'année, bien d'autres circonstances, font naître des affections morbides similaires, des épidémies qui présentent des faits nombreux dont saura profiter quiconque ambitionne le titre de vrai praticien. La multiplicité des comparaisons sur beaucoup de maladies observées en même temps, fait saisir les analogies et les différences qui les rapprochent ou les distinguent sous le rapport de l'origine, du siége, de la marche, du traitement, des terminaisons ; sous le rapport du sexe, de l'âge, du tempérament : car, il faut le dire, de même qu'il n'existe pas deux tempéramens, deux figures humaines parfaitement semblables, de même il n'y a pas deux maladies offrant une identité parfaite. Le jugement de l'observateur et le tact médical se forment et se fortifient donc par des comparaisons variées à l'infini, qui font saisir la liaison, la différence des faits entre eux.

Ainsi considérée, la clinique médicale est un tableau plein de vie sur le jeu des organes qui résistent ou succombent à l'action des causes de destruction. Ce tableau frappe presque tous les sens, sans exclure l'attrait de la variété ; tandis que la pathologie est une description froide, raisonnée, qui peut ne pas varier pendant plusieurs années et qui s'adresse surtout à la mémoire. L'exposé clinique des maladies exerce la mémoire et le jugement. Il diffère de l'une à l'autre, toujours avec des phénomènes nouveaux, des accidens prévus ou non, des considérations particulières qui en modifient la description et en font une étude pleine d'intérêt.

Avant de passer à d'autres considérations sur l'étude pratique des maladies, tâchons d'établir une distinction entre elles, d'après ce que nous en savons. A cet égard, si nous avons des idées nettes, précises, il nous sera facile de les faire comprendre, et si notre exposition en fait apercevoir la justesse, l'utilité, le but sera atteint. Dans l'état actuel de la science, on peut avancer qu'il y a des maladies dont nous savons la nature, c'est-à-dire dont la cause, le siége et le remède sont connus. Une très grande partie des affections morbides dites inflammatoires, nommément celles des poumons, sont dans ce cas. Il en est d'autres dont les causes sont plus ou moins connues, dont nous ignorons le siége, bien que le traitement en soit connu et parfaitement appliqué, comme dans la presque totalité des fièvres intermittentes et surtout des pernicieuses. Enfin il est une troisième catégorie de maladies que nous traitons sans en savoir la cause, le siége, ni le remède, c'est-à-dire dont nous ignorons la nature. La plupart des affections morbides, dites nerveuses, sont dans ce cas, et nous voyons ceux qui en souffrent, même des médecins, s'imaginer en avoir donné une idée suffisante, en répondant que ce sont des *névroses*. Dans ce cas, le médecin vraiment observateur saura à quoi s'en tenir, comme dans celui où on lui dit que tel individu a l'estomac, la poitrine ou les yeux faibles; car il saura qu'il s'agit d'une disposition à contracter telle ou telle maladie, tandis que dans l'autre cas il avouera que tout ou presque tout nous est encore inconnu. La maladie de Cuvier en offre un mémorable exemple. Pendant sa vie, et même après sa mort, on n'a rien pu savoir sur sa cause, son siége, ni sur l'indication thérapeutique qu'il aurait fallu remplir.

Il faut donc distinguer d'abord l'état de santé de l'état morbide; et ceci doit être le premier objet des études cliniques de ceux d'entre vous, Messieurs, qui débutent dans la profession de chirurgien-médecin d'armée. L'état morbide peut avoir une cause, un siége et un remède connus, ou plus ou moins faciles à apprécier. Les inflammations et les hémorragies sont dans ce cas; et l'étude de ces maladies doit être faite par ceux d'entre vous qui possèdent déjà la connaissance des sciences historiques et théoriques sur lesquelles s'appuie la clinique; ou bien cet état morbide est général: ses causes sont plus ou moins bien appréciées, son siége est encore ignoré, mais le remède en est connu. Les fièvres intermittentes et rémittentes simples, récidivées, compliquées, pernicieuses, sont dans ce cas; et ceux d'entre vous dont les études sont déjà avancées, doivent s'appliquer à dissiper quelques nuages qui obscurcissent encore ce point important de la science. Enfin cet état morbide peut être tel que le médecin n'en connaisse ni la cause, ni le siége, ni le remède. L'épilepsie, l'aliénation mentale et la presque totalité des névroses cérébrales sont dans ce cas ; et nous adjurons, au nom de l'humanité et de la science, ceux d'entre vous, Messieurs, qui ont été gradués, d'unir leurs efforts aux nôtres pour porter quelque lumière sur cette partie de la science si obscure encore.

Les maladies de la première classe sont aiguës ou chroniques, actives ou passives. Les unes ont leur siége sur la peau (phlegmasies cutanées) ; les autres dans la poitrine (phlegmasies pulmonaires et autres) ; d'autres dans l'abdomen, etc. (gastro-entérites, etc.).

Parmi les maladies de la peau, il y en a de locales et de générales, d'aiguës et de chroniques, de sporadiques et d'épidémiques, de contagieuses par contact immédiat et de contagieuses par contact miasmatique, etc., etc.

De ce qui précède, vous induirez que les deux premières catégories de maladies seront les plus nombreuses pour le médecin le plus habile, tandis qu'elles sont inconnues ou comme n'existant pas pour celui qui est étranger à toute notion médicale. D'où il suit encore que ces deux premières sections devaient être excessivement restreintes dans les premiers temps de la médecine, ou quand elle fit des pas rétrogrades ; et cela est démontré par l'histoire.

La clinique embrasse surtout l'étiologie, la symptomatologie, le siége, le pronostic et le traitement des maladies. Il semblerait que l'étude d'une maladie devrait commencer par la recherche de la cause sous l'influence de laquelle elle s'est développée. Cette cause est unique ou complexe, évidente ou inappréciable ; elle est externe, physique, chimique, mécanique, spécifique, ou bien elle est interne, organique ; et enfin la même cause en apparence ou en réalité fait naître des maladies dont le siége, la marche, la terminaison diffèrent beaucoup, et ceci rend l'étude de l'étiologie moins importante.

La recherche de toutes ces circonstances doit être faite soigneusement avant de procéder à celle de la symptomatologie, qui comprend l'appréciation des phénomènes ou accidens et des symptômes qui surviennent au début et dans le cours des maladies. Dans l'esprit du médecin, ces symptômes se transforment en signes qui font juger le caractère de la maladie, les moyens curatifs qu'elle réclame et sa terminaison probable; car les signes se rapportent à ce qui précède, à ce qui existe, à ce qui surviendra. De là les dénominations de signes commémoratifs, diagnostiques et pronostiques. La symptomatologie est une des branches de l'art de guérir qui a fait le plus de progrès de nos jours; nous la rappellerons à l'occasion du siége des maladies, ces deux parties de la clinique ayant entre elles une connexité que nous comparons volontiers à celle que le pronostic et le traitement ont aussi entre eux.

Le pronostic est le jugement que porte le médecin sur la nature d'une maladie, c'est-à-dire sur sa cause, son siége et son traitement. C'est dans l'art de pronostiquer que consiste spécialement le tact médical. Le génie d'Hippocrate y excellait; et si l'on considère ce qu'étaient de son temps les sciences fondamentales sur lesquelles la médecine s'appuie, on ne s'étonnera point que notre admiration pour ce grand bienfaiteur de l'humanité soit au-delà de toute expression. Le pronostic suppose l'exacte appréciation des causes, des symptômes, du siége et du traitement des maladies, de l'idiosyncrasie du sujet et d'une multitude de circonstances que nous nous abstiendrons d'énumérer. Voilà pourquoi le pronostic est une partie si complexe, si difficile de l'art de guérir. Celui qui sait prédire comment et quand on obtient la guérison, ou pourquoi non, est un médecin vraiment digne de sa profession. Il connaît son art jusqu'à ses limites les plus reculées, puisqu'il sait ce qu'il peut et ce qui est au-delà de son pouvoir. En effet, qu'exige-t-on de plus que la prévision d'une guérison possible à telles conditions, ou impossible pour telles raisons, lorsque l'événement confirme la justesse d'un tel pronostic. Dans le premier cas, la guérison prouve l'efficacité de la médecine; dans le second, la nécroscopie justifie le médecin.

Le siége des maladies, cet important objet des études cliniques, est indiqué plus spécialement par l'anatomie pathologique. Cette science est toute moderne, car l'anatomie normale qui l'a fait naître, était elle-même singulièrement restreinte jusqu'à l'immortelle époque de la découverte de la circulation. L'anatomie pathologique et la symptomatologie ont fait de très-grands progrès. Dans les ouvrages de clinique, nommément dans celui du professeur Andral, elles forment la presque totalité de ces savans traités. Malheureusement l'art du pronostic n'a pas reçu d'aussi grands développemens; et il en est à peu près de même de la thérapeutique.

Cette dernière science a pour objet le traitement des maladies. Elle donne des préceptes sur le choix, sur l'administration des moyens curatifs et sur la nature des médications qu'ils déterminent. Telle est la thérapeutique générale par rapport à la thérapeutique spéciale, qui comprend le traitement propre à chaque maladie. L'histoire de la médecine qui nous offre de précieux documens sur l'origine et les progrès de la clinique, en contient de non moins remarquables sur la thérapeutique. Elle fut, elle est, elle sera toujours influencée par les doctrines médicales régnantes. De tout temps elle a subi les funestes ou salutaires vicissitudes des systèmes qui se sont succédé, puisque toute doctrine médicale tend en dernière analyse à changer ou modifier la thérapeutique. L'histoire de la médecine nous enseigne l'origine, le développement de ces systèmes, leur influence sur la manière de traiter les maladies. De leur examen comparatif doit résulter la préférence à donner à telle médication sur telle autre, dans le traitement des maladies; et du jugement porté sur la valeur de ces systèmes, résultera la démonstration de l'une des propositions fondamentales de ce cours, savoir: *que la pratique condamne une doctrine erronée.*

Ici se présente une distinction sur laquelle nous devons insister: celle des maladies aiguës et des maladies chroniques. Très-souvent, les maladies, même les plus graves, débutent par des indispositions plus ou moins légères, auxquelles il serait plus facile de remédier qu'il ne l'est de les guérir, quand elles sont confirmées ou parvenues à une certaine intensité; et, dans les cas où celles-ci ne sont pas complètement guéries, il reste trop souvent un point d'irritation, une altération de tissus ou de fonctions plus ou moins prononcée, un état valétudinaire qui produit et développe une de ces maladies chroniques qui font le désespoir du médecin. Vous savez, Messieurs, quelle vive lumière fut répandue sur ces maladies par l'auteur de l'histoire des phlegmasies chroniques; et, pour payer à ce savant professeur de l'école de Paris, le juste tribut d'éloges qui lui est dû, nous devons ajouter que l'attention qu'il appela sur l'état physiologique et pathologique des viscères, a prévenu et arrêté le développement de plusieurs maladies chroniques, en simplifiant une thérapeutique devenue aujourd'hui bien plus rationnelle qu'autrefois. La prolongation de durée, la marche presque imperceptible des maladies chroniques, l'inefficacité ou l'insuffisance des moyens curatifs qu'on leur oppose, et d'autres circonstances, portent ceux qui exercent dans les hôpitaux à n'en pas faire mention dans leurs leçons cliniques, et détournent les élèves de leur examen. On ne veut pas recueillir, ou bien on discontinue l'observation d'une maladie qui exige beaucoup de sagacité, une patience infinie pour remonter à son origine, pour la suivre jusqu'à sa terminaison parfois très-reculée. Nous ne partageons pas l'opinion de quelques praticiens, qui, sous nos yeux, dans les cliniques dont l'enseignement leur est confié, ont fait sortir de leurs salles, pour être dirigés sur d'autres services, quelques-uns de ces malades qui souffrent depuis long-temps, sous prétexte que leur état est dénué d'intérêt pour la clinique. Eh! quelles sont donc les maladies chroniques sans intérêt pour le praticien le plus consommé, ou que fera le jeune médecin à leur égard? En refusera-t-il le traitement, ou les renverra-t-il à ceux qui ne sont pas de notre profession? Convenons-en, nous repoussons l'étude approfondie de ces maladies par un pressentiment de notre impuissance, parce qu'elles exigent un travail et des soins continuels trop rarement couronnés de succès. N'est-ce pas, au contraire, un puissant motif pour en suivre la marche et tâcher de leur opposer des remèdes, curatifs ou palliatifs, plus efficaces.

Si les nuances progressives des phlegmasies chroniques sont imperceptibles à de courts intervalles, elles deviennent très-sensibles après de plus longues périodes. Aussi nous nous proposons de les étudier isolément et par comparaison; car il faut accepter tous les cas donnés de maladies dites du ressort de la médecine, et ne pas sacrifier l'intérêt d'une phlegmasie chronique, par exemple, à l'éclat d'une observation de maladie aiguë, à la curiosité d'un fait exceptionnel, ou, pour parler plus exactement, à un cas rare. Ce sont donc les maladies les plus communes, celles que l'on rencontre journellement dans l'exercice de la médecine qu'il faut étudier de préférence, et les phlegmasies chroniques sont bien de ce nombre.

Le soin que l'on met à en rechercher la cause en remontant à leur origine, influe heureusement sur l'attention que mérite le traitement des maladies aiguës, pour en obtenir la guérison parfaite. La terminaison incomplète d'une maladie aiguë est trop fréquemment suivie, avons-nous dit, d'une maladie chronique, pour ne pas tâcher de prévenir une transition si fâcheuse. Il ne faut rien négliger à cet égard, et l'on se prépare pour l'avenir les plus heureux résultats dans la pratique de l'art de guérir, quand on commence par ne pas considérer comme trop minutieux, les soins, la dextérité, qu'exigent l'application d'un appareil, la plus petite opération, le pansement le plus simple. Agir autrement ce serait faire preuve d'irréflexion, ou d'ignorance des préceptes de nos maîtres. Plus d'un élève s'est attiré la bienveillante attention des grands praticiens en pansant les malades avec douceur, adresse, habileté. Un chirurgien célèbre disait à ceux qui demandaient à servir sous ses ordres : « Montrez-moi vos instrumens, pour que je sache de quoi vous êtes capable. » En effet, c'est par les moyens que l'on a et l'usage que l'on en fait que l'on doit être jugé dans notre profession. Tout ce qui s'y rattache a de l'importance. La guérison, dit Hippocrate, ne dépend pas du médecin seulement : « *Oportet autem non modò se ipsum exhibere quæ oportet facientem, sed etiam ægrum, et præsentes et externa.* » Pour obtenir la guérison et le soulagement des malades, il faut donc le concours de diverses circonstances favorables; et des recherches fatigantes, pénibles ou trop répétées pour les patiens, ne sont point autorisées, même quand elles auraient pour objet les progrès de la science ou l'instruction des élèves. Tel est le vrai point de vue sous lequel la clinique doit être étudiée.

La connaissance de l'histoire de la médecine dont nous vous avons dejà fait apprécier les avantages, n'est pas nécessaire seulement pour juger la valeur et la vogue des doctrines. Elle est fort utile aussi pour reconnaître la part de chacune et celle des découvertes contemporaines sur l'enseignement, spécialement sur celui de la clinique. Ainsi, les journaux de médecine et des ouvrages modernes nous ont appris que le diagnostic des maladies de poitrine, l'auscultation surtout, sont des objets d'études continuelles, trop exclusives peut-être dans les cliniques de Paris ; et nous avons vu l'homoéopathie pénétrer en France après s'être développée dans cette Allemagne où la polypharmacie fut si répandue. Au commencement de 1836, on a publié dans la capitale de l'Autriche « que la nouvelle méthode curative, employée en Silésie (le traitement des maladies les plus opiniâtres par l'eau froide), produisait alors une vive sensation en Allemagne. Le gouvernement autrichien, vu les nombreuses cures opérées par ce moyen si simple, crut de son devoir de communiquer au public tous les renseignemens parvenus à sa connaissance sur cet important sujet *. » Etrange contraste ! Le renoncement à des erreurs constatées doit-il donc pousser à des erreurs opposées ? Faut-il s'étonner de voir l'Allemagne passer d'un extrême à l'autre, de sa polypharmacie à l'emploi des médicamens à des doses infinitésimales ou, ce qui est plus rationnel, à leur exclusion absolue.

N'avons-nous pas vu le magnétisme jugé, repoussé à la fin du siècle dernier, en rappeler à plusieurs reprises à

* Extrait de la *Gazette de France* du 31 janvier 1836.

l'Académie de Médecine, se présenter dans Montpellier, et revenir ici comme doctrine nouvelle qui n'ambitionne ni plus ni moins que de servir de base à l'art de guérir. La chimie, dans l'enthousiasme de ses découvertes, à la fin du XVIII^e siècle, n'eût pas de moindres prétentions; et, quoique bien mieux fondée, vous savez ce qu'est devenue sa théorie de la respiration, et la thérapeutique qu'elle en déduisit pour la guérison de la phthisie.

La connaissance de l'histoire de la médecine, d'une si grande utilité pour l'étude de la clinique, à l'égard des découvertes qu'elle s'approprie, n'est pas moins nécessaire pour faire distinguer les choses nouvelles de celles qui ne le sont pas. C'est indispensable aujourd'hui que chacun aspire aux créations du génie, aux honneurs de l'invention et dédaigne le rôle modeste d'observateur exact. Il serait hors de propos de reproduire les dissentimens qui se sont élevés en thérapeutique sur les saignées capillaires. Ils rappellent ceux qui s'élevèrent sur la saignée générale à une époque bien antérieure. Ces faits et les discussions qu'ils firent naître sont du domaine de l'histoire. Ils touchent moins directement à la clinique, aux sciences qui en font la base, que les moyens curatifs et les termes scientifiques journellement employés, sans savoir depuis quand ils sont connus. Ainsi, pour me restreindre à la citation de quelques faits, on serait fort embarrassé de dire à quelle époque remonte le premier cas connu de saignée de bras, la dénomination du diaphragme et le premier exemple donné des affusions d'eau froide sur le visage contre la syncope. Mes recherches sur l'histoire de la médecine et dans l'immense ouvrage de K. Sprengel *, m'ont fait trouver dans celui-ci que la première saignée

* Voyez mon *Abrégé de l'Histoire de la Médecine*, *Paris* 1835.

de bras connue fut faite par Podalire, l'un des fils d'Esculape, sur la fille du roi Damætas, qu'il guérit ainsi des suites d'une chûte. Mais le plus admirable des poètes, Homère, nous apprend le premier que le diaphragme était connu de son temps. Il en parle deux fois, en ces termes : « Il l'atteint au-dessous du *diaphragme* et l'étend à ses pieds ; » et ailleurs : « le *diaphragme* sort avec le fer et l'âme, suit le javelot et s'envole. » Au sujet de la syncope, vous verrez aussi dans l'Illiade ce passage remarquable : « Ceux qui avaient soin de ramener Hector, ne furent pas plutôt arrivés sur les *bords du Xanthe, qu'ils le mirent à terre et lui versèrent de l'eau sur le visage ;* la froideur de l'eau le fait un peu revenir, il rouvre les yeux à la lumière, se relève sur les genoux et vomit un sang noir. » Ainsi, la connaissance des cas particuliers de l'histoire de la médecine ne satisfait pas moins l'esprit relativement à des faits de clinique isolés, que celle des systèmes dans leurs applications thérapeutiques. S'il fallait appuyer cette assertion sur une autorité imposante, je vous citerais la demande de la Faculté de Médecine de Paris, faite en 1835, pour obtenir de M. le Ministre de l'instruction publique le rétablissement de la chaire de bibliographie médicale et d'histoire de la médecine.

Ainsi, à mesure que vous examinerez cet immense édifice, nous ne savons ce que vous admirerez le plus ou de la diversité des matériaux apportés pour sa construction, ou des merveilles que l'on y découvre, ou de la position et des efforts des travailleurs, ou de son élévation si rapide depuis deux ou trois cents ans. L'histoire de la médecine n'est pas seulement un objet d'érudition, c'est une science indispensable à tout médecin qui veut juger par lui-même et se soustraire à l'influence trop marquée de ses études premières. Ne nous méprenons point sur la véritable cause de l'intolérance médicale : elle tient au défaut de connaissances dans l'histoire de la médecine. C'est le propre d'un esprit irréfléchi ou présomptueux de repousser un système sans l'avoir examiné. Tel d'entre nous qui se reporterait à quelques siècles en arrière, serait pour cette époque, avec ce qu'il sait, un très-savant praticien, tandis qu'aujourd'hui on a bien de la peine à se tenir au courant de la science, si l'on veut y joindre la connaissance du passé. Efforçons-nous d'y parvenir. Ne laissons point échapper les réflexions qui s'offriront à notre esprit dans l'étude de l'histoire et de la pratique de la médecine, la plus noble de toutes les sciences, la plus utile de toutes les professions, comme l'a proclamé un éloquent orateur, M. Guizot, dans un de ses rapports au Roi.

Avant de terminer ces considérations sur la clinique dont l'enseignement m'est confié, je dois fixer encore votre attention sur des faits remarquables, sur les circonstances favorables où nous voilà placés pour étudier la médecine en général et les maladies de l'homme de guerre en particulier.

La disposition des esprits et les efforts communs tendent à donner à l'intelligence le juste et noble empire qu'elle doit exercer. Dans ce concours général, vous voyez l'autorité se dessaisir des droits acquis par le temps ou par la force, distribuer ses récompenses, donner jusqu'à ses affections aux élus des majorités. Vous voyez cette innovation hardie, vraiment libérale, pénétrer dans l'armée. L'administration appelle tous les officiers de santé militaires à en jouir depuis leur début dans la carrière jusqu'aux honorables fonctions du professorat. Vous voyez tous les moyens d'instruction qu'elle met à notre disposition dans cette enceinte et dans une bibliothèque qui s'enrichit chaque année par d'utiles acquisitions. Ce sont là, Messieurs, des avantages positifs bien précieux. Vos efforts soutenus, une conduite exemplaire, des études prolongées et fructueuses, justifieront la sollicitude du chef de l'état pour l'armée, pour chacun de ses corps en particulier. C'est du temps utilement employé, c'est du bon travail que l'administration nous demande, et le travail, Messieurs, c'est le grand levier de l'intelligence auquel aucune force, aucune puissance ne peut résister. C'est par lui que se sont élevés les hommes les plus recommandables dans notre profession : Gorcy, Rampon, Moizin, Gama, Willaume, Bégin, Sérulas, Brault, qui ont laissé de si honorables souvenirs dans cet hôpital. Et vous avez entendu tout récemment une de nos célébrités chirurgicales me dire devant vous : « Dans cet hôpital, j'ai fait mes premiers pansemens et monté ma première garde ; » paroles encourageantes pour l'émulation et qui doivent vous faire ambitionner la possession légitime de l'héritage d'estime et de considération publique laissé par ces praticiens distingués, succession que vous saisirez plus facilement qu'eux, car ils n'avaient pas comme vous la voie du concours. Vous déploierez, comme ces savans distingués, les talens et les qualités nécessaires pour la gérer dignement. Ne vous imaginez pas qu'il faille pour cela toujours être en évidence, briller sur les plus grands théâtres. L'œil investigateur de l'autorité vous voit toujours et partout.

De tout ceci, concluons, Messieurs, que la médecine, ainsi considérée, a ses bases, ses lois, comme les sciences physiques et chimiques. Le solidisme éclairé par l'histoire, la physiologie et le calcul, est une théorie aussi lumineuse dans son application que certaine pour en apprécier la valeur et les résultats. Les sciences fondamentales qui la constituent, sont admirablement liées, et pourtant il est impossible de les confondre, tant elles sont distinctes et faciles à étudier séparément.

L'enseignement de l'une de ces trois grandes divisions médicales, celui de la clinique interne, m'étant attribué, croyez à mes efforts pour m'en acquitter dignement. Celui de la pathologie médicale ne pouvant commencer encore, faute de professeur titulaire, j'ai offert de m'en charger par reconnaissance. Ma proposition ayant été agréée, je redoublerai d'efforts pour faire marcher de front l'enseignement théorique et pratique de la médecine.

Ceci, Messieurs, résume une partie de ce que j'ai eu l'honneur de vous dire, et je dois ajouter, en terminant, que, pour atteindre le but où nous visons, il doit y avoir réciprocité d'efforts et d'utiles travaux. Les vôtres seront un puissant motif d'émulation pour moi; et, par sentiment et par devoir, je m'appliquerai à les faire tourner à votre profit, à les faire valoir en toute occasion.

# ALLOCUTION

PRONONCÉE, LE 12 NOVEMBRE 1839, SUR LA TOMBE

DE

## JACQUES CÉSÉNA,

Docteur en Médecine, Chirurgien sous-aide à l'hôpital militaire d'instruction de Metz.

MESSIEURS,

Des sentimens de regrets, d'estime et d'affection, nous rassemblent autour d'un cercueil. Il renferme le corps d'un homme jeune encore. Le dernier acte de sa vie est un exemple de dévouement, bon à rappeler dans une occasion si solennelle. Il fait également bien comprendre les impérieux devoirs de la profession et le caractère de celui qui l'exerçait noblement.

Céséna jouissait d'une parfaite santé, il y a justement six jours, se livrant à l'étude et aux travaux de la médecine qui en exige de continuels. Dans la soirée, il se sépare de ses amis pour cause d'indisposition. Le lendemain, il ne la croit pas assez sérieuse pour le dispenser de son tour de garde dans l'hôpital. Il y remplit scrupuleusement toutes les obligations de cette importante fonction jusque dans la nuit, où, vaincu par la douleur et les souffrances, il cède à son adjoint une charge de confiance qu'il avait à exercer auprès d'un malade atteint de convulsions, dont la nature est parfois très-difficile à constater. Il ne fallait pas moins qu'un coup mortel pour empêcher Céséna d'accomplir son dernier devoir.

Notre laborieux confrère, cet estimé collaborateur, ce généreux ami, n'a fait que passer du lit de la chambre de garde sur le lit de mort, où nous venons de le prendre, pour le déposer dans la demeure commune.

Adieu, Céséna! le dernier acte de ta vie rend nos regrets plus poignans, et tu nous laisses un bel exemple à suivre *.

* Ces exemples de dévouement à la profession se renouvellent souvent. A la fin d'octobre 1840, le docteur Garnier, chirurgien aide-major à l'hôpital militaire de Longwy, continuait son service quoique souffrant d'une maladie de poitrine, quand il reçut l'avis de sa promotion au grade de chirurgien-major et l'ordre d'aller au 69e de ligne, en garnison à Strasbourg. Sa santé ne lui permettant pas de voyager immédiatement, il dut se soumettre à de pénibles et rigoureuses formalités pour obtenir un sursis de départ. A Strasbourg, sa maladie l'obligea de rechef à suspendre ses fonctions et à revenir à Longwy où il mourut dans sa famille. Combien de médecins ont sacrifié les soins de leur santé aux exigences de leur profession, contrairement à cet adage, *medice cura te ipsum*, qui est l'expression d'un sentiment d'ironie plutôt que de bienveillance.

Il existe cependant une honorable compensation dans les sentimens plus équitables de confraternité des médecins entre eux; et je dois, à cette occasion, témoigner à mes estimés collègues, les professeurs Maillot et Lacauchie, toute ma gratitude sur leurs affectueuses sollicitations pour me faire suspendre mes fonctions à raison d'une indisposition contractée à l'amphithéâtre et qui alarmait ma famille.

# REPRISE

DU

# COURS DE CLINIQUE MÉDICALE,

## DE PATHOLOGIE

## ET DE THÉRAPEUTIQUE GÉNÉRALES,

Pendant le sémestre d'été de 1840.

---

## DISCOURS D'OUVERTURE.

25 AVRIL.

MESSIEURS,

Les ouvrages de sciences, comme ceux de pure imagination, ont une base sur laquelle ils s'appuient, ils s'élèvent comme les plus simples et les plus gigantesques monumens sur leurs fondations. Mais celles-ci sont recouvertes et l'échafaudage est enlevé quand l'édifice est construit; tandis que la base d'une science, l'idée fondamentale, fait le titre, le frontispice d'un livre. C'est une pensée, une conception tout à la fois simple et complexe, mise en tête d'une œuvre de science, d'art ou de littérature, pour en faire connaître tout d'abord l'esprit et la forme. Dans l'enseignement, c'est un principe, une théorie à développer devant ceux qui le suivent.

Dans ces deux derniers cas, une introduction ou un discours préliminaire servent d'échafaudage scientifique ou littéraire à l'œuvre de conception, à la théorie qui fut, qui est ou qui sera démontrée, aux faits qui ont été ou qui seront expliqués. Et de même qu'un monument, un édifice, une machine quelconque peuvent être représentés sous des formes infiniment petites, avec des proportions parfaitement exactes, de même toute une théorie, un ouvrage fort étendu, peuvent être exposés dans un résumé aussi exact que concis.

Cette proposition est l'exacte expression des faits. Sa justesse est frappante. Nous consacrerons la séance de ce jour à sa démonstration, pour lier ce que nous avons fait dans le sémestre précédent avec ce qui nous reste à faire pour compléter notre année d'études.

Ce que je vous ai dit précédemment sur la nécessité d'avoir un cadre assez large pour y mettre, sans trop d'efforts, tous les faits et les principes dont une science se compose, est tellement vrai, si généralement senti, en médecine surtout, que les praticiens de la plus haute antiquité, comme les plus modernes, ont rallié leurs observations et leurs réflexions aux théories médicales préférées. Et si depuis deux siècles, depuis F. Plater et Sauvages, jusqu'à Broussais et Maso-Good, trente à quarante nosologies médicales ont été successivement repoussées, c'est qu'aucune n'avait de base assez large, assez solide, des divisions, des compartimens assez nombreux, pour recevoir toutes les affections morbides de l'espèce humaine.

Cette difficulté tant de fois abordée, contre laquelle ont échoué tant d'esprits supérieurs, a décidé des auteurs à décrire les maladies de la tête aux pieds, ou à suivre un ordre anatomique aussi défavorable à l'exposition qu'à l'intelligence des maladies. D'autres, frappés de ces inconvéniens, ont voulu s'y soustraire en ne s'assujettissant à aucun système. Ils ont dit et voulu persuader qu'ils avaient choisi partout. Ils se sont qualifiés modestement du titre d'éclectiques, d'hommes qui font et qui enseignent ce qu'il y a de mieux. Aucun d'eux n'a reconnu que, dans l'enseignement et l'exercice de la médecine, plus que dans celui de toute autre science, il est de rigueur de procéder du simple au composé, du connu à l'inconnu, de ce qui est facile à voir, à comprendre, à ce qui exige des connaissances plus étendues, plus approfondies.

Le problème à résoudre n'a donc point été étudié ou n'a pas été compris par les nosologistes les plus distingués. Ouvrez les nosographies de Pinel, Frank, Cullen et autres, vous y voyez au premier rang les fièvres dites essentielles, maladies complexes, sur la nature desquelles beaucoup de bons esprits ne sont point d'accord, et qui, vous le savez, ont été, pendant vingt ans, le sujet d'une polémique fort animée, d'une argumentation entraînante qui a rendu Broussais si justement célèbre, que son nom passera d'âge en âge jusqu'à la postérité la plus reculée.

D'où cela vient-il ? C'est qu'ils ont pris des points de départ tout différens, tantôt la cause, tantôt le siége, tantôt les symptômes généraux ou secondaires des maladies, au lieu de prendre pour base de classification les caractères les moins variables, les plus constans, les symptômes primitifs ou locaux, et les altérations pathologiques. Ils ont négligé ce qu'il y a de plus évident pour s'attacher à ce qui est imaginaire ou très problématique. En procédant d'une manière plus logique, plus conforme à l'exacte observation des faits, j'ai trouvé une meilleure base de classification. Plusieurs d'entre vous le savent déjà, et je vais le répéter en peu de mots.

Dans l'état de santé, la vie se manifeste par l'exercice de certaines fonctions et l'anatomie nous apprend à quels organes elles sont départies. Dans l'état de maladie, ce qui nous frappe tout d'abord et le plus ordinairement, c'est le trouble, l'altération de ces fonctions, tantôt dans le seul organe malade, tantôt dans celui-ci et dans ceux qui ont avec lui des rapports, des liens sympathiques. Après la mort, nous voyons, tout au moins dans la très-grande majorité des cas, des changemens de texture, des altérations d'organes en rapport avec les symptômes observés pendant la vie. De plus, si, comme cela doit être, on ne procède à l'étude des maladies qu'après avoir acquis les connaissances anatomiques et physiologiques nécessaires, on s'aperçoit que, dans l'immense majorité des cas, l'exaltation ou toute autre altération des propriétés vitales d'un ou plusieurs organes, constitue l'état morbide. Voilà ce qui est positif, facile à saisir. Des organes fonctionnant d'une certaine façon dans l'état de santé et d'une autre manière dans l'état de maladie.

Au contraire, si vous prenez l'étiologie pour base de la pathologie vous trouverez partout une mobilité, des variations frappantes. La cause qui occasionne une bronchite chez celui-ci, fait naître une diarrhée chez cet autre, un rhumatisme chez celui-ci, une angine sur un quatrième, etc. La symptomatologie seule, nous l'avons dit au sujet des phénomènes généraux, sympathiques et de réaction, fournirait une base aussi fragile. La thérapeutique si variable en raison des théories dont elle découle et des phases diverses des maladies, ne peut pas davantage servir de fondement à la pathologie. En d'autres termes, la thérapeutique est le but de la pathologie; dans aucun cas, elle ne peut en être le point de départ. Si nous prenions les secrétions ou les altérations des fluides constitutifs et accidentels du corps humain pour point de départ d'une classification nosologique, nous retomberions, vous le voyez, dans les erreurs si justement reprochées aux humoristes.

En procédant par voie d'analyse et de synthèse, vous voyez comment nous arrivons à choisir le solidisme pour base d'une doctrine médicale et de l'enseignement qui s'y rattache. Toutefois cette théorie n'est point exclusive. Les solides, ne l'oublions pas, sont animés par des nerfs, nourris par des fluides, et l'altération de ceux-ci ou de ceux-là peut provoquer et entretenir dans les organes qui les reçoivent des dérangemens, des affections morbides. De plus, le solidisme de mon choix est éclairé par l'histoire, la physiologie et le calcul dont la connaissance est indispensable à quiconque nous suivra dans l'étude des maladies.

Cette doctrine vous paraîtra préférable encore, si vous reconnaissez avec moi qu'elle s'applique également à l'étude de la pathologie et de la clinique médicale, à celle de la pathologie et de la thérapeutique générales, intimement liées les unes aux autres. En effet, qu'est une pathologie, sinon une clinique mise en théorie; qu'est une clinique, sinon une pathologie mise en pratique. Dans le premier cas, chaque description de maladie doit être rangée méthodiquement dans le tableau que vous agrandissez suivant le besoin; dans le second, le tableau doit être fait d'avance, divisé et subdivisé, de manière que chaque fait y trouve sa place à mesure qu'il se présente. Qu'est-ce enfin que la pathologie et la thérapeutique générales, sinon la coordination des faits et des lois relatifs à la description, et au traitement des maladies, et classés dans l'ordre nosologique le plus complet.

La classification basée sur la doctrine dont j'ai fait choix, et dont plusieurs de vous, Messieurs, ont déjà fait une heureuse application, nous permet de ranger chaque maladie, dès que le diagnostic en est établi, dans la classe, dans la division, dans la section, dans l'ordre, le genre et l'espèce qui lui sont assignés, et de compter ensuite combien il y en a dans chacun, après un temps donné. On y trouve encore l'avantage de pouvoir placer, à l'aide de cette classification, au premier jour de chaque mois, et d'inscrire, sur les nouveaux cahiers de visite, les malades du mois précédent, les uns à côté des autres, suivant le genre et la nature de leurs maladies, ce qui vous met à portée d'apprécier à tout moment les analogies, les différences qui les rapprochent ou les distinguent, ainsi que leurs nuances diverses. Un avantage plus important encore et qui justifierait à lui seul notre classification, c'est de faciliter la mise en ordre, la disposition méthodique de toutes les observations complétées par la nécroscopie, au point de pouvoir constater de la manière la plus authentique quelles sont les maladies les plus communément, les plus promptement funestes.

A l'égard de l'anatomie pathologique, vous trouvez dans cette classification, un très-grand cadre parfaitement disposé pour recevoir tous les faits dont la science s'enrichit, et s'il s'agissait de l'établissement d'un cabinet ou d'un musée d'anatomie pathologique, chaque pièce s'y trouverait bien rangée dans les divisions de notre classification. Vous pouvez y ranger aussi toutes les histoires de maladies suivies de guérison. Quand vous en aurez beaucoup, il vous sera facile d'additionner, de diviser toutes les maladies pour constater quelles sont les plus nombreuses ou les plus rares ; les plus graves ou les plus bénignes ; celles qui se terminent le plus ordinairement par la guérison ou par la mort; par délitescence ou par résolution; par suppuration ou par gangrène, etc., et d'appeler partout les chiffres à l'appui des faits et du raisonnement. Ce trois grandes autorités se prêtant un mutuel appui, formeront la base de la meilleure doctrine médicale.

Ne croyez pas, Messieurs, que cette opinion me soit encore personnelle. Depuis qu'elle a été imprimée dans plusieurs comptes-rendus de ma pratique hospitalière, elle s'est propagée de plus en plus, malgré tous les efforts et les arguties d'écrivains spirituels. Je le dis avec une véritable satisfaction, cette opinion se propage de plus en plus comme l'expression d'une vérité féconde en grands résultats. Tout récemment encore, un des savans professeurs de l'hôpital de perfectionnement, vient d'en proclamer l'importance dans son discours inséré dans le vol. 47e du recueil de mémoires de médecine, de chirurgie et de pharmacie militaires *.

Ainsi, le solidisme éclairé par l'histoire, la physiologie et le calcul nous ayant servi de guide et devant nous en servir encore, nous allons vous retracer le plus succinctement possible ce que nous vous avons dit dans les cinq mois précédens et ce que nous aurons à vous développer ultérieurement; et comme la clinique médicale, la pathologie et la thérapeutique générales sont intimement liées l'une à l'autre; comme la doctrine dont nous avons fait choix s'applique à ces trois sciences, autant sous le rapport de la pratique que sous celui de l'enseignement, autant à l'égard d'un compte à rendre de l'une et de l'autre, que sous le rapport de l'ordre dans lequel il convient de classer les maladies suivies de guérison, et surtout celles dont l'observation est complétée par la

* Page 388 et passim.

nécroscopie, le résumé de ce qui a été dit et l'aperçu de ce qui reste à faire, peuvent et doivent se lier bien facilement.

Nous avons établi, comme vous savez, quatre classes de maladies. La première est partagée en deux grandes divisions : 1° inflammations ; 2° hémorragies. Chaque division est partagée en deux sections : 1° l'une pour les inflammations aiguës ; l'autre pour les inflammations chroniques. La seconde section renferme aussi : 1° les hémorragies actives ; 2° les hémorragies passives.

La seconde classe comprend les fièvres. Elle est aussi divisée et subdivisée, 1° en fièvres intermittentes simples, récidivées, compliquées ; 2° en fièvres larvées et pernicieuses ; 3° en fièvres rémittentes et continues.

Une troisième classe, qui comprend aussi deux divisions, est consacrée à l'exposition des maladies du système nerveux, généralement désignées sous les noms de névroses et névralgies ; et à celle des altérations des fluides du corps humain ; celles-ci pouvant être rangées, dans certains cas du moins, dans la première ou dans la seconde classe.

Enfin nous avons reconnu la nécessité d'agrandir notre premier cadre, qui ne comprenait que ces trois classes, pour y faire entrer une quatrième classe de maladies intitulée *incertæ sedis*, jusqu'à ce qu'il soit possible d'assigner un rang nosologique à des affections morbides qualifiées d'indéterminées, parce qu'elles nous sont complètement inconnues ; et que nous en ignorons la cause, le siége et le remède.

Des principes et des lois de cette classification, il est facile de déduire deux propositions incontestables : 1° la première classe comprend les maladies les plus nombreuses, les mieux connues, les plus faciles à étudier ;

2° l'ordre adopté pour la description des maladies rangées dans les deux sections des deux divisions de cette classe étant le même pour chacune d'elles, il suffira de faire connaître en détail les subdivisions de la première pour en faire une application facile aux autres.

La première section de la première division de la première classe renferme sept ordres subdivisés en genres, espèces et variétés, à l'exception du premier qui comprend l'inflammation en général, dont l'étude est si étendue, la connaissance si importante, qu'elle occupe une grande place dans la pathologie; il a fallu lui consacrer six chapitres.

Le deuxième ordre comprend toutes les phlegmasies cutanées divisées en cinq genres dans lesquels sont décrites : 1° les phlegmasies cutanées aiguës et locales; 2° les phlegmasies cutanées chroniques et locales; 3° les phlegmasies cutanées mixtes, locales et générales, tantôt aiguës tantôt chroniques; 4° les phlegmasies cutanées générales aiguës, sporadiques, épidémiques, contagieuses; 5° la brûlure, dont l'histoire est fort importante parce qu'elle résume à elle seule toutes les phlegmasies précédentes.

Le troisième ordre comprend toutes les phlegmasies sous-cutanées, à l'exclusion de celles des os, qui sont essentiellement du ressort de la pathologie chirurgicale. J'ai compris dans cet ordre quatre genres dans lesquels sont décrits: 1° les diverses espèces de phlegmons; 2° les diverses espèces d'inflammations aiguës et chroniques, partielles et générales des muscles (rhumatismes partiels et généraux); 3° les diverses espèces d'inflammations articulaires aiguës et chroniques, partielles et générales des articulations (rhumatismes articulaires et chroniques); 4° la goutte: 1° à l'état aigu, 2° à l'état chronique.

Les généralités sur la pathologie médicale et ces trois

ordres de phlegmasies ont été décrits fort en détail dans le sémestre précédent.

Le quatrième ordre comprend toutes les phlegmasies des viscères contenus dans la poitrine, à partir du larynx. Il est divisé en maladies de l'appareil respiratoire et en maladies de l'appareil circulatoire (péricarde, cœur et tous les vaisseaux qui en partent ou qui s'y rendent). Les maladies de cet ordre ont été mentionnées à la fin du cours de pathologie médicale. Je vous en tracerai une description rapide dans le cours de pathologie et de thérapeutique générales.

Le cinquième ordre consacré à la description des phlegmasies de tous les viscères de l'abdomen, depuis la bouche jusqu'à l'anus, comprend des sous-divisions pour chaque appareil en particulier. Elles sont plus nombreuses que celles de l'ordre précédent. Ainsi la première sous-division embrasse toutes les phlegmasies de l'appareil digestif; la deuxième celles de l'appareil biliaire et de ses annexes; la troisième celles de l'appareil urinaire; la quatrième celle de l'appareil générateur. Chacune de ces sous-divisions renferme plusieurs genres. La première, par exemple, en contient cinq. Les inflammations de la bouche, du pharynx et de l'œsophage sont rangées dans le premier; celles de l'estomac dans le deuxième; de l'iléon dans le troisième; du colon dans le quatrième; du péritoine dans le cinquième.

Le sixième ordre comprend les inflammations de l'encéphale et de ses annexes. Il est divisé en plusieurs genres que nous vous ferons connaître ultérieurement. Dans l'un d'eux est comprise l'encéphalo-méningite-suraiguë, ou, pour parler plus exactement, l'arachnoïdite encéphalo-rachidienne dont nous avons eu des exemples si nombreux, si souvent funestes, depuis le mois de décembre dernier jusqu'à ce jour (15 avril 1840). Cette double circonstance et surtout les idées bien exactes que vous devez avoir des symptômes et des altérations pathologiques si caractéristiques de cette cruelle maladie, l'étude que j'en ai dû faire m'ont décidé à commencer par elle les descriptions réservées pour la pathologie et la thérapeutique générales.

Enfin dans le septième et dernier ordre de la première section sont comprises toutes les phlegmasies diffuses, les inflammations développées en même temps ou successivement sur plusieurs tissus, sur plusieurs organes ou viscères, inflammations divisées en plusieurs genres, suivant qu'elles sont simples, compliquées ou typhoïdes.

Voilà ce qui a été dit pour la pathologie médicale et ce qui sera fait pour la pathologie et la thérapeutique générales. Quant à la clinique, voici les maladies et les observations qui ont fait le texte de nos allocutions. Nous avons appelé votre attention sur les colites et entéro-colites légères et confirmées, sur les fièvres intermittentes récidivées et compliquées de la fin de l'automne dernier; sur les phlegmasies (fièvres) typhoïdes qui leur ont succédé; puis enfin sur les encéphalo-méningites suraiguës, si fréquemment observées depuis quatre mois.

Nous vous avons fait remarquer des crises ou métastases dont le résultat fut très-salutaire pour les malades; les bons effets de nombreux cautères sur la poitrine dans quelques cas de broncho-pneumonite et de pneumo-pleurites chroniques; le danger des inflammations qui envahissent tout un appareil, tout un tissu, tout un organe, et la terminaison funeste des péritonites, des pleurites, des arachnoïdites générales; les bons effets des mouchetures et de la paracenthèse, à titre de palliatifs. Nous vous avons fait remarquer les résultats si salutaires de l'émétique à haute dose immédiatement après les déplétions sanguines, dans les myosites et les arthrites générales aiguës, dans plusieurs phlegmasies pulmonaires, nommément dans la broncho-pneumonite et dans la pneumo-pleurite. Très-souvent nous avons appelé votre attention sur la distinction fort importante à faire entre les symptômes primitifs, idiopathiques et les symptômes consécutifs ou sympathiques des irritations ou congestions cérébrales, ce qui nous a conduit à vous dire la différence qu'il y a entre le diagnostic ou *discernement* et le pronostic ou *jugement* d'une maladie.

Au commencement de chaque mois, nous vous avons fait connaître sommairement notre opinion sur les maladies des restans du mois précédent, sur leur terminaison probable, sur les maladies simulées, sur l'asphyxie dans une attaque d'épilepsie, sur une apoplexie par ivresse et par le froid, et sur bien d'autres maladies dont l'observation vous a été communiquée ou dont l'étude nous offrait plus d'intérêt. Vous avez vu revenir à l'hôpital, le 9 janvier 1840, un militaire, B***, du 16e de ligne, pour un prétendu rhumatisme sur la cause et l'invasion duquel aucun indice satisfaisant ne fut donné. Ce militaire ayant été traité par nous du 16 octobre au 15 novembre, d'une hydropisie promptement suivie de résolution, cette circonstance nous fit ajourner le diagnostic et la qualification de sa maladie. Le surlendemain, nous vous signalâmes les symptômes les plus caractéristiques d'une encéphalite profonde. La mort ayant eu lieu le 23 janvier, nous reconnûmes, comme nous l'avions annoncé, un épanchement dans les ventricules cérébraux, avec ramollissement diffluent de leurs parois; puis une tuberculisation générale du péritoine qui n'avait pas été soupçonnée. Cette coïncidence de la tuberculisation du péritoine, dont la terminaison est hâtée par une encéphalite consécutive, nous ayant déjà frappé, nous vous avons prévenus que vous la reverriez.

La gangrène du poumon, causée par le refroidissement à la suite d'un bain donné par précaution au pied du lit du malade, vous a été signalée pendant douze jours, par des crachats d'une odeur et d'une couleur caractéristiques. La nécroscopie vous a prouvé à quelle destruction la gangrène peut réduire un poumon, quand elle marche lentement. Vous avez vu la marche rapidement funeste d'un phlegmon diffus dans le scrotum, le pénis et la moitié inférieure de la paroi abdominale. Vous avez vu et vous pouvez observer encore la marche lente de la carie des vertèbres et des côtes, avec des phlegmasies viscérales chroniques, de nature irrémédiable. Vous avez vu combien de fois la nécroscopie a confirmé notre diagnostic et justifié l'impuissance thérapeutique.

Tels sont les sujets d'étude qui nous ont occupés dans le sémestre dernier et que nous continuerons dans celui-ci, pour faire marcher de front l'étude de la clinique, de la pathologie et de la thérapeutique générales, de manière à en retirer tous les avantages possibles. Voici l'ordre que j'ai adopté :

Le mardi, je vous tracerai l'histoire des maladies les plus dignes de votre attention, soit à raison de leur fréquence ou de leur rareté, de leurs analogies et de leurs différences, de leur simplicité ou de leurs complications, de leur origine récente, facile à constater, ou de leur ancienneté, de la difficulté à les bien caractériser. Autant qu'il me sera possible, je procéderai du simple au composé, du connu à l'inconnu, donnant toujours la préférence à l'examen des maladies qui ont été décrites dans le cours de pathologie médicale, ou qui le seront dans celui de pathologie et de thérapeutique générales. J'aurai toujours soin de comprendre dans chaque description : 1° la symptomatologie ; 2° l'anatomie pathologique ; 3° l'étiologie ; 4° la thérapeutique.

Le jeudi, j'indiquerai rapidement les changemens survenus chez quelques-uns des malades dont il vous aura été parlé précédemment, ou les altérations pathologiques reconnues après la mort ; mais la plus grande partie de cette séance sera remplie par un sujet de pathologie et de thérapeutique générales.

Le samedi, je vous parlerai encore de quelques-uns des malades dont il aura été question dans les deux séances précédentes. Puis ceux d'entre vous qui auront recueilli et terminé les observations de leur choix ou celles prises sur mon indication, en feront la lecture. Je les compléterai par les réflexions qui ressortiront du sujet. Je dirai comment on procède à l'interrogation des malades pour arriver à la connaissance du commémoratif, du diagnostic et à la découverte des causes et des indications thérapeutiques. Ce travail hebdomadaire sera continué sans interruption. Il sera l'image fidèle de celui du sémestre. Nous ferons d'abord l'exposition de la doctrine qui nous paraît être la plus rationnelle et des principes qui en découlent. Je vous tracerai les symptômes propres et sympathiques, locaux, généraux et différentiels des maladies, les altérations de tissu qu'elles produisent, leur pronostic, leurs causes occasionnelles, accidentelles et prédisposantes ; leur traitement préservatif ou curatif, y compris celui de la convalescence, et leur traitement palliatif, quand on ne peut mieux faire. Et pour vous, Messieurs, vos observations et vos réflexions seront les fruits de vos études et de vos travaux.

# CLINIQUE MÉDICALE

BASÉE

# SUR LE SOLIDISME

ÉCLAIRÉ PAR

## L'HISTOIRE, LA PHYSIOLOGIE ET LE CALCUL.

---

## DISCOURS PRÉLIMINAIRE.

26 NOVEMBRE 1840.

MESSIEURS,

Plus d'une année d'études et de travaux communs avec vos prédécesseurs et vous, nous a familiarisé avec la doctrine que j'ai l'honneur de vous enseigner, avec les maladies que nous observons ensemble. Nous avons mis des faits en regard des principes, l'expérience à côté du raisonnement. Et si, comme je l'espère, les chiffres confirment ce que nous avons dit, ce que vous avez vu, cette doctrine, sanctionnée par la triple autorité des chiffres, des faits et du raisonnement, sera la meilleure, ou du moins bien préférable à celles avec lesquelles nous l'avons comparée.

Je l'ai dit ailleurs, la collection des faits varie beaucoup. On peut en offrir à l'appui de toutes les opinions : le raisonnement peut être séduisant, entraînant, quoique basé sur des faits incomplets ou faussement interprétés ; mais les erreurs de calcul ne se couvrent pas. Cela est si vrai que toutes les questions se résument, sont jugées par des chiffres ou par des votes, si ce n'est dans les cas où deux s'unissent contre un, car alors la justice et la bienveillance ne sont pas toujours du côté de la majorité. La médecine, soyez-en persuadés, ne restera plus long-temps privée de ce précieux moyen d'appréciation. Les efforts de ceux qui travaillent à ses progrès, l'emporteront sur les brouillons, sur les partisans de l'obscurantisme. Ils s'imaginent élever cette science bien haut parce qu'ils en parlent en termes inintelligibles, même pour ceux qui n'ont point cessé de l'étudier depuis trente ans.

La comparaison précédemment établie dans l'hospice St-Eloi, pendant douze cent dix-huit jours consécutifs, entre ma pratique et celle des deux professeurs de clinique médicale de la faculté de Montpellier, m'a fourni des preuves authentiques du prix de cette doctrine. Les résultats en sont consignés dans un mémoire en réponse à celui du professeur R. d'Amador *, et j'en publierai la suite, car les chiffres pourront seuls faire porter un jugement impartial, définitif, sur la valeur de doctrines rivales qui invoquent l'observation et l'induction à l'appui de leurs principes et de leurs prétentions.

Vous avez recueilli des observations, vous avez assisté à des ouvertures de corps qui vous permettent d'apprécier les principes développés dans nos réunions précédentes. Ces faits étudiés par chacun de vous ne sont point assez nombreux, ni assez probans. Mais, si vous vous les communiquez, si vous les énumérez comparativement,

* Du calcul appliqué à la médecine. Paris et Montpellier, 1838.

vous en tirerez de plus utiles enseignemens, il en jaillira plus de lumière.

Ces observations ont été recueillies, comme cela devait être, sur des maladies faciles à saisir, les plus apparentes, les moins compliquées. En vous dirigeant dans cette œuvre de pratique, en guidant vos premiers pas dans la meilleure voie de l'art de guérir suivant l'axiome de Frédéric Hoffmann : « *Ars medica tota in observationibus*, » j'ai dû m'imposer une tâche plus laborieuse, celle de coordonner vos observations pour en faire ressortir les analogies et les différences. J'ai dû vous présenter toutes celles complétées par la nécroscopie qui sont, à vrai dire, les plus importantes, puisque l'ouverture du corps est la pierre de touche avec laquelle on reconnaît si le diagnostic, le pronostic et le traitement doivent être modifiés ou changés dans des cas analogues. Cette entreprise peut être au-dessus de mes forces dans un grand établissement, avec des occupations si variées qui nous saisissent tant de fois à l'improviste et nous arrachent à nos méditations, cette entreprise m'a fait recueillir toutes les observations de maladies graves, car il y en a peu d'entr'elles dont on puisse dire de prime-abord si la terminaison sera heureuse.

Ainsi, je vous ai dirigés dans la collection des observations de maladies les plus simples, les plus facilement appréciables à vos sens et à votre intelligence ; et vous m'avez suivi dans l'étude des maladies les plus graves par leur intensité, par leur étendue ou par l'obscurité de leur diagnostic. Ce travail nous profitera : à moi, en agrandissant le cercle de la véritable expérience trop souvent confondue avec la vulgaire routine, avec la jactance ; et à vous, Messieurs, en vous démontrant que les descriptions de maladies, si bien faites qu'elles soient dans les cours et dans les livres, ne laissent point de souvenirs aussi durables, de traces aussi profondes que vos propres observations commentées entre nous. Voilà comme j'ai compris l'étude de la clinique médicale, de la pathologie et de la thérapeutique générales.

Les avantages constatés de ce mode d'enseignement nous feront suivre le même plan, et nous allons consacrer la séance de ce jour à des généralités sur la définition de l'inflammation et de la fièvre, sur quelques-unes des variétés nombreuses des phlegmasies aiguës, nommément sur celles que j'ai qualifiées de *viscérales diffuses*. Un coup-d'œil sur ce que j'ai eu l'honneur de vous dire et sur ce qui me reste à démontrer convient à cette réunion dont l'objet est de renouer le passé avec l'avenir.

Le mot inflammation, *inflammatio*, est dérivé du verbe *inflammare*, mettre en feu, et l'on entend en général, par cette expression, l'action qui enflamme une matière combustible. En médecine ce mot est synonyme de *phlegmasie*, *phlegmasia*, *phlogosis*, et les anciens s'en servaient au figuré pour signifier l'âcreté, l'ardeur qui surviennent aux parties du corps excessivement échauffées. Galien définit le premier sous le nom d'inflammation, en général, une tumeur chaude, rouge, douloureuse, rénitente.

Puisque le feu fut une des premières conquêtes de l'homme sur la nature, la brûlure doit avoir été une des lésions les plus anciennement connues et avoir reçu un nom qui rappelle la cause qui l'a produite. L'analogie des symptômes observés dans la brûlure, avec ceux de plusieurs autres affections morbides provoquées par des substances âcres, des causes irritantes, a fait appliquer, par extension, la même expression à ces diverses maladies ; et, comme on procède ordinairement du connu à l'inconnu, il est à croire que, pendant long-temps, on entendit désigner par là des inflammations externes seulement.

Hippocrate, le plus illustre des médecins observateurs, s'occupait bien moins des causes prochaines des maladies que de leurs causes éloignées. S'il admit la théorie des humeurs élémentaires, il la fit rarement servir à l'explication des causes et toujours d'une manière indirecte. Il était d'une grande réserve sur l'essence des maladies; et, dans son traitement des plaies de tête, il explique l'inflammation par l'afflux du sang dans les parties où il ne pénétrait pas auparavant. Dans tous ses écrits, les mots correspondans à celui d'inflammation ne sont employés que pour désigner l'état d'une partie chaude, douloureuse; et, presque toujours, le père de la médecine ne s'en sert qu'en parlant d'une partie externe, sans donner aucune théorie de l'inflammation, ce qui ne doit point surprendre pour une époque où l'anatomie et la physiologie étaient si bornées. Mais ce qu'Hippocrate disait des maladies aiguës pourrait s'appliquer, en partie du moins, à ce que nous savons des inflammations. La disparition d'un érysipèle, par exemple, immédiatement suivie de symptômes annonçant l'affection d'une partie interne, lui faisait donner le même nom à l'état morbide de cette dernière. Ce qu'il a écrit des maladies aiguës peut s'appliquer si bien aux inflammations internes dont il n'a point parlé, que des médecins soutiennent que l'on doit se borner à cet égard à ce qu'il en a dit. Le résultat de cette assertion, inspirée par l'erreur ou la prévention, est de mettre au néant les découvertes de la circulation, de l'irritabilité, et de toutes celles dont l'anatomie, la physiologie, la thérapeutique se sont enrichies.

Galien donna le premier, vous ai-je dit, une théorie de l'inflammation qu'il explique par l'introduction du sang dans une partie qui n'en contenait pas. D'après ce théoricien célèbre, si le sang y pénètre seul, c'est une inflammation *pure* ou *phlegmoneuse ;* si le *pneuma* s'y insinue en même temps, l'inflammation est *pneumatique* ou *emphysémateuse ;* si c'est la pituite, elle est œdémateuse; si c'est la bile, elle est *érysipélateuse ;* et si c'est l'*atrabile,* elle est *squirrheuse.* Depuis cette définition et ces divisions de l'inflammation aussi fausses dans leurs principes que dangereuses dans leur application thérapeutique, bien d'autres définitions plus ou moins erronées furent encore proposées. Les grands travaux, les importantes découvertes anatomiques des XVIe et XVIIe siècles, en donnant à la science une impulsion toute nouvelle, durent changer ou modifier ces définitions. Si nous ne devions pas éviter de longues élucubrations, nous vous exposerions ce que Baillou, Vanhelmont, Paracelse, Stahl, Sauvages, Boërhaave, Glisson, Haller, Leeuwenhoeeck, Fabre, Macbride, Ph. Hoffmann, Baglivi, Brown, Pinel, Lallemand, et surtout nos illustres Bichat et Broussais, ont écrit sur l'inflammation d'après l'idée plus ou moins juste qu'ils s'en faisaient.

Broussais la définit : *Toute exaltation locale des mouvemens organiques assez considérable pour troubler l'harmonie des fonctions et pour désorganiser le tissu où elle est fixée.* L'un de nos prédécesseurs dans cet hôpital, Boisseau, la définit : *Un certain degré d'irritation avec afflux du sang plus considérable qu'il n'est nécessaire pour l'accomplissement de la nutrition et des fonctions de l'organe, assez intense et assez fixe pour léser ou détruire son intégrité ; accompagnée de chaleur, de douleur, de rougeur et de tumeur, d'un seul ou de plusieurs de ces symptômes, suivant son intensité et la partie qui en est le siége.*

A cette définition prolixe qui est une description trop succincte de l'inflammation, je préfère celle-ci : L'inflammation est l'effet d'une *irritation physiologique* exagérée ou trop prolongée, ou d'une *irritation* pathologique caractérisée par l'exaltation d'une ou plusieurs des propriétés vitales, par divers symptômes locaux et généraux, suivie du retour de l'organe à ses fonctions ou d'une altération de tissu très-variable. Ainsi, l'exaltation d'une ou plusieurs des propriétés vitales détermine une irritation appréciable ou non, et *vice versâ*. Celle-ci, par sa prolongation ou son intensité, développe l'inflammation avec des symptômes locaux ou sympathiques, les premiers constituant les phénomènes caractéristiques de l'inflammation, et les seconds ceux de l'état fébrile, de la *fièvre* proprement dite. Cette proposition exige quelques développemens avant de passer à la définition de la fièvre.

Dans l'état normal, dans l'état de santé, dans l'état physiologique que je prends pour type et pour point de départ de l'inflammation, nous voyons toutes les fonctions s'exercer au moyen d'un agent spécial, d'une cause propre à chaque organe. Le poumon est stimulé par le contact de l'air, le cœur par celui du sang, l'estomac par l'aliment. Mais si l'air, le sang ou l'aliment sont altérés dans leur composition ou nuisibles en quantité, les organes en sont plus ou moins troublés dans leurs fonctions et irrit dans la très-grande majorité des cas. De là, l'exaltation d'une ou plusieurs des propriétés vitales ; de là, l'origine d'une irritation physiologique ou pathologique plus ou moins prononcée, dont la prolongation ou l'intensité amène plus ou moins vite le développement de l'inflammation. Toutes les causes externes ou internes, vitales, chimiques, mécaniques, peuvent produire de semblables effets sur les organes et les appareils que nous avons pris pour exemples comme sur tous ceux dont nous n'avons point parlé. Voilà pour l'origine des inflammations intérieures ou viscérales, sur laquelle il y a tant de preuves. J'en fournirai une seule bien remarquable, sous le triple rapport des organes qui furent le siége de l'irritation physiologique exagérée dont je vous ai parlé ; des irritations sympathiques qui s'ensuivirent, et des réflexions lumineuses qui en furent déduites par le professeur Lallemand, qui a consigné, dans son traité des *Pertes séminales involontaires*, p. 489, une observation d'excès conjugaux, suivis d'inflammation idiopathique des organes sécréteurs, conservateurs et excréteurs du sperme, et d'irritations sympathiques si fortement prononcées sur l'encéphale, sur l'appareil digestif et sur le cœur, que Dupuytren, Broussais et Récamier, consultés avec le célèbre professeur de Montpellier, jugèrent le malade atteint d'une inflammation du cerveau, d'une maladie du cœur et d'une gastro-entérite.

Quant aux inflammations externes, elles sont plus faciles à apprécier. Une certaine élévation de température est nécessaire à l'entretien de la santé, à l'exercice normal des fonctions. Supposez que la main soit plongée temporairement dans l'eau à trente-trois degrés du thermomètre de Réaumur. Cette immersion dans un liquide d'une température supérieure à celle du corps, y déterminera l'augmentation de la sensibilité, de la chaleur et de la circulation qui sont des propriétés vitales. Cette excitation toute physiologique et locale sera passagère et sans résultat consécutif appréciable. Si l'eau est à une température plus élevée, l'immersion plus prolongée, les effets en seront plus marqués, plus étendus, plus durables. Si la température de l'eau est encore plus élevée, à 75 ou 80 + 0, par exemple, l'exaltation de la sensibilité, de la chaleur et de la circulation ne seront ni physiologiques, ni temporaires. Elles développeront une perturbation, une irritation provocatrices de l'inflammation. La douleur, la rougeur, la chaleur et la tumeur passagères qu'offrait la main dans le premier cas, dureront plus ou moins dans le second, et seront les symptômes locaux d'une inflammation parfaitement caractérisée dans le troisième. Et si celle-ci acquiert une certaine étendue ou s'élève à une intensité donnée, des phénomènes consécutifs, généraux, détermineront alors ce qu'on appelle la *fièvre*.

Préférez-vous prendre la vésication pour exemple : mettez sur un bras un vésicatoire d'un pouce de diamètre, pendant trois ou six heures, il y produira tout au plus un peu de douleur et de rougeur passagères. Mais donnez-lui le double d'étendue et laissez-le douze heures en place, la douleur sera plus vive, la rougeur plus marquée. Elles persisteront, augmenteront même plusieurs heures après l'enlèvement de ce vésicatoire. Doublez encore sa durée et ses dimensions, vous aurez une inflammation plus ou moins vive, avec soulèvement de l'épiderme, production d'une sérosité abondante, résultat incontestable d'une inflammation vive, prolongée. Si le sujet est très-impressionnable, favorablement disposé, les effets de cette inflammation ne se borneront pas à la partie qui en est le siége. Il se développera des phénomènes sympathiques, une augmentation de la chaleur cutanée, de la fréquence du pouls, constatant que des organes importans ont ressenti les effets de cette inflammation. Dans le cas où celle-ci serait insuffisante encore pour produire l'irritation sympathique de l'encéphale, du cœur ou de l'appareil digestif, vous la déterminerez immanquablement avec une vésication quintuplée, décuplée, comme on le voit journellement dans les brûlures de toute la peau et dans les phlegmasies cutanées générales aiguës. A l'exhalation de la sérosité, succède plus ou moins vite une suppuration plus ou moins abondante, plus ou moins prolongée, ou enfin la gangrène, si vous avez appliqué des irritans trop actifs, ou si l'individu y est disposé comme dans certaines fièvres dites putrides, malignes, etc.

Telles sont les gradations naturelles, évidentes, incontestables, depuis l'irritation limitée, tout-à-fait locale, provenant d'une exaltation physiologique et passagère dans la partie affectée, jusqu'à l'inflammation la plus vive, avec destruction de la partie qui en est le siége, et réaction partielle ou générale sur d'autres organes. Ce que j'ai dit de la vésication et de l'immersion dans l'eau chaude, très-chaude ou bouillante, produisant des phénomènes locaux et généraux, physiologiques et pathologiques, s'appliquerait à toutes les causes extérieures ou internes, vitales, chimiques ou mécaniques prises pour exemples.

Il en serait de même pour les causes d'exaltation de propriétés vitales, d'irritation et d'inflammation viscérales; une tasse de thé bien chaud, un verre de punch exciterait plus ou moins l'estomac, un verre d'alcool l'enflammerait, et les nuances sont infinies depuis la douce chaleur d'une boisson chaude jusqu'à l'ardeur brûlante de l'alcool, comme celles de l'irritation physiologique la plus légère à celles de l'inflammation la plus violente, sans qu'il soit possible d'empêcher l'arbitraire de leur délimitation. Un bouton de vaccine chez un sujet peu irritable, détermine des symptômes locaux très-circonscrits; mais dix, quarante, cent boutons de vaccine développent des symptômes locaux plus prononcés, et des symptômes généraux constitutifs de l'état fébrile.

L'excitation produite par la sécrétion du lait après la parturition, fait naître des phénomènes locaux et généraux qui dépendent de l'exaltation physiologique des propriétés vitales sur les femmes heureusement disposées. Mais au lieu d'être maintenue en de justes limites, si cette excitation est augmentée par une alimentation prématurée ou trop copieuse, par l'ingestion de substances stimulantes, par des affections morales déprimantes ou autres causes, il s'ensuit des phénomènes locaux et sympathiques plus ou moins prononcés qui constituent la *fièvre de lait* ou autre plus grave. Enfin si l'exaltation des propriétés vitales, plus intense ou plus prolongée, donne lieu à une irritation pathologique violente, il s'ensuit une inflammation qui peut se terminer par suppuration ou d'une manière plus fâcheuse.

Telle est ma manière de voir et d'apprécier l'origine et la nature de l'inflammation. Elle me paraît sanctionnée par la double autorité de l'observation et du raisonnement, et propre à jeter un grand jour sur la très-grande majorité des maladies qui sont de nature inflammatoire. Cette définition de l'inflammation, surtout celle ci-dessous de la fièvre concomitante des inflammations graves ou étendues, vous montrent que le passage de la santé à l'état morbide s'opère, dans l'immense majorité des cas, par des nuances insensibles, par des transitions imperceptibles ; et si tout ce que je dis en développant ces définitions est exact, fondé sur l'observation, vous le reconnaîtrez dans les définitions ultérieures des inflammations en particulier. Cela me paraît si évident, que je suis étonné que d'autres ne l'aient pas constaté plus tôt. En d'autres termes, des observations répétées sur plusieurs mille malades, m'ont fait constater l'exactitude et la justesse de ces réflexions sur l'inflammation et sur la définition ultérieure de la fièvre.

Cette manière d'étudier, d'apprécier l'inflammation

comme produit d'une irritation ou d'une exaltation physiologique des propriétés vitales trop long-temps prolongée, ou d'une irritation primitivement pathologique, est aussi large que rationnelle. Elle facilite l'intelligence et l'explication des phénomènes morbides journellement observés dans l'origine, le progrès et la terminaison des inflammations.

Je ne me dissimule pas toutefois les objections que l'on y fera. En voici une tirée de la *Nosographie philosophique* de Pinel, sixième édition, T. II, p. 2, que je rapporte en raison de la célébrité de l'auteur, parce qu'elle est plus spécieuse que fondée, et très-facile à réfuter : « C'est ainsi que le cours plus rapide du sang est transformé en mobile primitif de l'augmentation de la chaleur animale, de la rougeur, de la tension, de la douleur qui font le caractère de l'inflammation. On voit cependant que, dans les exercices violens et prolongés pendant quelques heures, l'impétuosité du sang est très-augmentée et la chaleur très-intense ; mais il n'y a point d'inflammation. » Non, il n'y a point encore d'inflammation confirmée, mais si vous prolongez cette surexcitation physiologique des propriétés vitales, il en surviendra une incontestablement. Elle pourra devenir très-grave, même mortelle, comme cela se voit chez l'homme et surtout chez les animaux surmenés. Si vous doutez de cette assertion, interrogez les malades, ouvrez les ouvrages des pathologistes, vous en trouverez mille preuves. En voici une textuellement extraite de la Gazette médicale du 27 juillet 1839, et reproduite par l'auteur même, dans le vol. XLVIII des Mémoires de Médecine, de Chirurgie et de Pharmacie militaires, au sujet de l'épidémie d'inflammations cérébrales, observée et traitée par le docteur Faure, médecin en chef de l'hôpital militaire de Versailles. En parlant de ses causes, il dit : « Il résulte de la déclaration d'un grand nombre de malades, qu'ils auraient été surmenés. » « Cette augmentation de la chaleur animale, ajoute Pinel, ne se dissipe-t-elle point par degrés, soit par la transpiration cutanée, soit par les émanations des poumons ? » Cette judicieuse réflexion corrobore mon opinion. Cela prouve la réaction organique opérée par les efforts de la nature. Vous verrez ultérieurement que les salutaires efforts de la nature et de l'art produisent d'aussi beaux résultats en jugulant, en faisant avorter des inflammations à leur début. Le mot délitescence a été créé pour qualifier ces heureuses terminaisons.

L'objection du célèbre auteur de la nosographie philosophique, loin d'élucider la nature de l'inflammation, nous rejette dans les ténèbres, dans un dédale d'hypothèses sans issue. S'il n'admet pour point de départ, pour cause prochaine de l'inflammation une exaltation physiologique ou pathologique des propriétés vitales, à quoi peut-on la reconnaître, et comment en découvrir l'origine ? Comment distinguer les circonstances où la chaleur, la rougeur, la tumeur, la douleur sont caractéristiques de l'inflammation, de celles où elles ne le sont pas ?

Passons maintenant à la définition de la fièvre, qui résume la collection des phénomènes sympathiques développés, sinon toujours, du moins dans la très-grande majorité des inflammations aiguës un peu intenses.

Ayant été placé pendant huit ans auprès des Facultés de Strasbourg, de Paris, de Montpellier, j'ai tâché de profiter, comme je le devais, des lumières projetées par chacune de ces Ecoles célèbres, l'une par ses travaux anatomiques, l'autre dans le grand art de recueillir, de rassembler les faits, par l'impulsion qu'elle donne à toutes les sciences médicales, la troisième dans l'art de bien dire, d'après les règles de la logique et de l'induction; dans aucune, je n'ai jamais entendu *définir la fièvre,* bien que ce mot ait été prononcé journellement en chaire ou dans la discussion des thèses. La fièvre, dit le docteur Castel *, n'est point une maladie; c'est une réaction que la maladie rend nécessaire. Sydenham et d'autres médecins illustres l'ont envisagée sous cet aspect; ils ont dit: « *Febris est actio naturæ, conantis malum avertere.* Thomas Campanella l'a appelée *remedium contra morbum;* Hoffmann, *ignem naturæ purgatorem.*

Si l'homme du monde ou le malade disent à leur médecin: Qu'est-ce que la fièvre? celui-ci pourra bien trouver la question indiscrète ou répondre d'une manière évasive. Mais, pour répondre catégoriquement, j'en doute, s'il n'est pas solidiste et s'il n'y a pas réfléchi mûrement. C'est pourtant une question dont la solution est fort importante, et la Faculté de médecine de Paris en a fait le sujet de la composition dans le brillant concours ouvert pour la chaire de pathologie médicale.

« Puisque nous en sommes à parler de la fièvre, dit Broussais, recherchons les différentes acceptions de ce mot, et remontons, s'il le faut, jusqu'à l'antiquité. Pour Hippocrate, la fièvre était un état de l'économie, caractérisé par une violente effervescence du sang et des humeurs, comme une sorte d'incendie général **.

Galien paraît être le premier qui ait séparé les symptômes des inflammations les plus aiguës de ceux de la fièvre concomitante, et consacré par là une erreur très-funeste dans ses résultats. Il la définit ainsi: *Calor præter naturam accensus interdùm in spiritibus, interdùm in humoribus, interdùm in continentibus.* » Partant de

* Gazette Médicale du 21 novembre 1840.

** Path. et Thér. gén., T. I, p. 567.

cette triple hypothèse, il établit une foule d'espèces de fièvres, en partie d'après les observations d'Hippocrate, en partie d'après sa trop féconde imagination. Cœlius Aurelianus la définit : *morbus totius substantiæ ;* et l'un des compétiteurs dans le concours mentionné ci-dessus, la définit : « Un ensemble de phénomènes qui traduisent des troubles fonctionnels de la calorification, de la circulation et de l'innervation, troubles qui résultent d'une lésion locale ou qui constituent un état général, » ce qui donne, vous le voyez, une idée fort incomplète de la fièvre.

Le plus ancien nosologiste, après F. Plater, Sauvages, considère, il est vrai, comme symptomatique, la fièvre concomitante des inflammations phlegmoneuses les mieux caractérisées. Puis il retombe dans l'erreur en soutenant que la lassitude, la soif, la sécheresse de la langue, l'anorexie, la sueur, l'insomnie, le trouble intellectuel dépendent de la fièvre et non de l'inflammation. Ph. Hoffmann, en considérant la maladie comme une réaction pathologique, provoquée par un *irritant,* et la *fièvre* comme une réaction pathologique provoquée par l'excitement du nerf intercostal, et réfléchie sur le système sanguin, appela l'attention sur les principes de pyrétologie généralement reçus, tandis que Bichat et Broussais prouvèrent que la fièvre est un phénomène complexe, commun à toutes les affections locales intenses ou prolongées, et qui dépend du rapport qui lie le cerveau, le cœur et l'estomac entre eux et avec tant d'autres parties du corps humain.

En m'appuyant de l'autorité de ces deux illustres médecins et de l'observation des faits, je crois devoir définir la fièvre, comme j'ai défini l'inflammation. La fièvre, *febris,* mot dérivé du latin *Fervor, ardeur, chaleur, bouillonnement,* est un trouble de l'économie, caractérisé par l'exaltation physiologique ou pathologique de deux ou plusieurs des propriétés vitales, et par des symptômes locaux et généraux très-variables.

J'ai dit, veuillez en faire la remarque, que la fièvre est un trouble de l'économie. Ce trouble est tantôt local, tantôt général. Quand il est local, il ne s'étend pas au-delà de la partie qui en est le siége, comme quand on dit, il y a de la fièvre dans ce doigt affecté de panaris, de brûlure ; il y a des pulsations fébriles autour de ce furoncle, de cette piqûre, etc., et par opposition à ce que l'on entend par le mot fièvre pris dans un sens absolu, car il signifie que le trouble est général et tout l'ensemble de l'économie plus ou moins gravement affecté.

J'ai ajouté que ce trouble est caractérisé par l'exaltation physiologique ou pathologique de deux ou plusieurs des propriétés vitales, sans vous indiquer le passage de l'exaltation physiologique à l'exaltation pathologique, parce que c'est difficile, même impossible presque toujours. Mais, direz-vous, cette définition est vicieuse, puisqu'elle signale cette transition sans en montrer les nuances aussi variées que multipliées. C'est précisément la mobilité, la multiplicité de ces variations qui doivent empêcher d'en signaler aucune à l'exclusion de mille autres. D'ailleurs, cette partie de ma définition est l'expression exacte des faits. Interrogez des malades sur la cause de la fièvre dont ils souffrent, plus de la moitié vous répondront qu'ils l'ignorent; quelques-uns vous diront même que c'est à vous à la découvrir. Mais si vous leur demandez le moment de l'invasion de cette fièvre, tous vous répondront qu'elle s'est développée plus ou moins vite après ou avec des indispositions plus ou moins sensibles dont l'ensemble constitue l'état morbide, la fièvre dont ils souffrent. Vous le voyez, la nature, comme ma définition, n'indique pas les nuances infinies du passage de l'état physiologique à l'état pathologique ou, pour mieux dire encore, cette partie de ma définition est l'expression fort exacte des faits journellement observés. Tout ceci est clair, intelligible, à la portée de chacun. Il n'y a là rien de métaphysique, d'hypothétique, d'imaginaire, comme dans le vitalisme, l'homoéopathie, la doctrine universelle, le magnétisme auxquels je ne comprends rien, médicalement parlant.

Quand le pouls s'élève de quinze à vingt pulsations par minute, au-delà du rhythme normal, quand la chaleur relative de la surface cutanée, plus élevée que dans l'état naturel, est ardente ou halitueuse, on dit qu'il y a fièvre. Tous les praticiens sont d'accord en ceci; quelques-uns veulent même que l'un de ces deux phénomènes généraux suffise pour constituer l'état fébrile. De même qu'il y a une irritation physiologique et une *irritation* pathologique consécutives d'une exaltation des propriétés vitales; de même il y a une *fièvre* qui dépend de l'exaltation de ces propriétés.

L'exaltation physiologique des propriétés vitales, provoquée par des affections morales, par des causes externes ou internes, détermine une accélération du pouls, une augmentation de la chaleur cutanée qui peuvent être de courte durée et ne point occasionner de trouble profond, de dérangement notable dans l'économie. Les expressions de *fièvre d'amour*, de *fièvre de lait*, de *fièvre de fatigue*, doivent être interprétées dans ce sens, ou bien cette exaltation, par sa durée ou son intensité, peut développer un ensemble de phénomènes constitutifs d'un état fébrile ou d'une irritation pathologique, d'une phlegmasie confirmée.

Il peut donc y avoir, il y a réellement une fièvre locale,

limitée, plus ou moins circonscrite, passagère ou prolongée, avec trouble physiologique ou pathologique des principales fonctions de l'économie ; il peut y avoir, il y a réellement une fièvre générale, sensible, appréciable, dans chaque partie du corps et dans son ensemble, dont la durée peut être de quelques heures seulement, comme dans un accès de fièvre intermittente ; ou de plusieurs jours, de plusieurs semaines, même de plusieurs mois, comme dans les fièvres dites essentielles, continues, dans les phlegmasies viscérales confirmées. Il peut y avoir, il y a réellement une fièvre produite par l'exaltation physiologique des propriétés vitales, et une fièvre causée par l'exaltation pathologique de ces mêmes propriétés, comme il y a des maladies, même de très-graves, mais peu nombreuses, qui sont avec diminution de ces propriétés, c'est-à-dire sans fièvre. Le choléra, certaines dyssenteries, le scorbut, etc.

Mais, direz-vous, d'après cette définition de la fièvre et ces principes sur l'inflammation, la délimitation entre la santé et la maladie, entre l'état normal et l'état fébrile, est parfois très-difficile à établir, ou même imperceptible. Ils se confondent l'un dans l'autre, et cela est d'autant plus extraordinaire que l'état pathologique ou de maladie, est tout différent de l'état physiologique ou de santé. Que le fait vous paraisse extraordinaire ou non, je n'y puis rien ; il me suffit de son existence réelle, évidente. Je puis vous montrer dans l'homme un fait plus extraordinaire encore : l'impossibilité de fournir un ou plusieurs signes certains du passage de la vie à la mort. Bien qu'il y ait entre ces deux états un abyme, une différence infiniment supérieure à celle de la santé à la maladie, les physiologistes, les pathologistes, les anatomistes n'ont pu jusqu'ici déterminer positivement, d'une manière absolue, la cessation de la vie, si ce n'est par la putréfaction, après l'abandon des fluides aux lois physiques, c'est-à-dire, quand la mort existe depuis un temps plus ou moins long.

Une autre transition non moins constante, tout aussi difficile à marquer, à limiter, est celle du passage d'une maladie aiguë à l'état chronique. Je vous défie de dire quel jour une maladie aiguë devient chronique, à quels signes pathognomoniques, ou même d'après quelles conjectures vous le reconnaîtrez de prime-abord.

Voyez aussi quelle est la puissance de la nature pour la répétition des mêmes actes. N'est-ce pas parce qu'une sécrétion morbide, anormale existe depuis long-temps dans une maladie chronique, qu'elle a tant de tendance à se prolonger indéfiniment jusqu'à la destruction du tissu. Nous le voyons dans certaines dartres, pour la peau; dans les poumons, pour certaines altérations pathologiques. Voyez ce qui se passe dans les simples boutons au visage. S'il n'y en a qu'un ou deux, vous les faites disparaître facilement, mais s'ils sont anciens ou nombreux, il vous est bien plus difficile de les faire disparaître et d'en prévenir le retour.

Cette influence de l'habitude sur l'exercice des fonctions, n'est peut-être nulle part plus prononcée que dans celles de la génération, chez l'homme. Si l'abus est dangereux, une trop grande continence ne l'est pas moins. Elle conduit prématurément à l'impuissance. La crainte de trop s'affaiblir, dans ce siècle d'égoïsme, a fait commettre des erreurs qui ne sont pas préjudiciables à de jeunes femmes seulement, et le privilége des soi-disant favoris de la nature, n'est souvent pas autre chose que le bon usage de leurs organes.

« Par cette manière d'envisager la fièvre et l'inflammation, dit Broussais, nous sommes conduits à établir une ligne de démarcation entre les inflammations sans fièvre et les inflammations avec fièvre, ce qui est de la plus grande importance pour le succès du traitement; car il arrive souvent qu'une phlegmasie avant d'être aiguë et fébrile, reste long-temps latente et apyrétique, et que, si l'on attend pour la combattre que la fièvre ait paru, il est quelquefois trop tard, la désorganisation est consommée et le malade perdu. » *

En étudiant ainsi l'inflammation née de l'irritation ou de l'exaltation des propriétés vitales, soit physiologique, soit pathologique, et les causes locales ou générales, externes ou internes qui la produisent, les phénomènes locaux et généraux qu'elle détermine, les irritations ou inflammations sympathiques concomitantes, consécutives, secondaires ou prédominantes qu'elle produit, qui la compliquent ou la suivent, on arrive à l'exacte appréciation des crises et des phénomènes critiques, et l'on reconnaît la fausseté des assertions plus ou moins longuement développées sur la cause, l'origine, la nature des crises, sur leurs jours critiques et indicateurs, erreurs que je signale dès à présent pour en parler plus en détail, avec tous les développemens nécessaires fondés sur l'observation et l'induction, quand il sera question des inflammations en particulier.

Telles sont, Messieurs, les réflexions que j'avais à vous faire pour vous donner, de l'inflammation et de la fièvre, une idée aussi exacte que possible. Je m'y suis arrêté trop longuement, peut-être. Mais j'avais à cœur de vous bien indiquer notre point de départ et toutes les faces de la question à résoudre. Je crois vous avoir fait apercevoir

* Pathol. et Thér. génér., T. I, p. 566..

la liaison presque toujours intime, parfois inséparable de l'inflammation avec la fièvre. La démonstration en sera complétée dans ce que j'aurai à vous dire sur l'inflammation en général.

Cela concerne surtout un ordre d'inflammations aiguës que j'ai appelées *phlegmasies diffuses*, dénomination déjà adoptée, heureusement appliquée, par plusieurs d'entre vous et de vos prédécesseurs. Ceci est une question de pratique plus encore que de théorie, dont vous avez eu de nombreux exemples. Ce sujet devant nous occuper souvent dans un grand établissement où tant de maladies diverses se présentent à notre observation, et le temps me manquant aujourd'hui pour vous en parler en détail, je vous rappellerai très-succinctement ce que vous avez vu.

Vous avez remarqué ces fièvres dites inflammatoires, angioténiques, synoques, caractérisées par la chaleur halitueuse de la peau, la rougeur et le gonflement du visage, la fréquence, la plénitude et la tension du pouls, la rougeur ou la sécheresse de la langue, l'inappétence ou le dégoût, une soif plus ou moins vive, la constipation, la douleur épigastrique ou à la base de la poitrine, avec une difficulté de respirer plus ou moins grande, une céphalalgie plus ou moins intense, une anxiété et des angoisses variables, dont la durée est rarement de plus de trois à cinq ou huit jours, et qui se terminent heureusement à l'aide d'une ou deux saignées de bras, ou d'une seule suivie d'une ou plusieurs saignées capillaires, et d'agens thérapeutiques secondaires tels que diète absolue ou proportionnée à l'état de la fièvre, boissons émollientes ou acidules, pédiluves irritans et autres moyens analogues ; maladies dans lesquelles on observe souvent une épistaxis copieuse ou une sueur abondante, ou d'autres phénomènes critiques et de réaction : ces maladieslà, nous les avons désignées sous le nom de phlegmasies *diffuses simples.*

D'autres fois, ces fièvres sont plus intenses, d'une plus longue durée, avec des symptômes caractéristiques d'une entérite, d'une angine, d'une bronchite, d'une gastrite, d'une pneumonite, d'un phlegmon, d'un érysipèle ou de toute autre inflammation, et nous les désignons sous le nom de *phlegmasies diffuses compliquées.*

D'autres fois enfin, ces mêmes fièvres, dès le début, ou par l'effet des progrès du mal, ou d'une médication intempestive, sont accompagnées d'une prostration notable, avec altération caractéristique des traits du visage, décubitus dorsal, sécheresse plus ou moins ardente de la peau, soubresauts des tendons, rougeur et sécheresse plus ou moins âpre ou fuligineuse de la langue, soif très-vive, tension et météorisme du ventre, selles en diarrhée, toux catarrhale, expectoration sanguinolente ou rouillée, rêvasseries, délire plus ou moins violent, sudamina, excrétions involontaires, escarres gangréneuses vis-à-vis du sacrum ou des trochanters, ou sur les surfaces ulcérées des vésicatoires, et nous avons qualifié ces *fièvres* du nom de phlegmasies diffuses *typhoïdes,* à raison des symptômes qui justifient autant cette dénomination que les altérations pathologiques. En effet, dans ce dernier cas, où la mort survient bien plus fréquemment que dans les deux autres, on trouve une injection plus ou moins vive, des ulcérations variables dans l'estomac, dans l'iléon ou dans le colon, un engouement ou des ramollissemens pulmonaires, ou la rougeur plus ou moins vive de la membrane muqueuse des poumons, une injection très-vive ou divers épanchemens dans les plèvres, une congestion sanguine ou d'autres altérations pathologiques dans l'encéphale, et la coïncidence parfaite de la symptomatologie avec l'anatomie pathologique, dans la très-grande majorité de ces fièvres, nous paraît justifier complètement la dénomination que nous leur donnons en admettant aussi l'existence probable d'une altération du sang que nous ne savons point encore apprécier.

Dans le cours de pathologie et de thérapeutique générales de cette année, je vous ferai connaître : 1° l'inflammation en général ; 2° les phlegmasies cutanées ; 3° les phlegmasies sous-cutanées ; 4° les phlegmasies des viscères contenus dans la poitrine ; 5° les phlegmasies des viscères contenus dans l'abdomen ; 6° les phlegmasies de l'encéphale et de ses annexes. Je terminerai le cours d'été par la démonstration des phlegmasies viscérales diffuses, simples, confirmées, compliquées, typhoïdes ; et par celle des fièvres intermittentes simples, compliquées, récidivées, larvées, pernicieuses, rémittentes et continues.

Je ne vous décrirai point chacune de ces maladies en particulier, ce serait faire excursion dans la pathologie spéciale. Je prendrai un tissu, une membrane, un système ou appareil d'organes, pour en étudier toutes les maladies. Un simple coup d'œil sur les phlegmasies cutanées vous fera comprendre leurs nombreuses variétés. Il en est de même pour les phlegmasies sous-cutanées, quoique bien moins nombreuses. Le phlegmon ordinaire diffère beaucoup du phlegmon diffus, celui-ci du rhumatisme musculaire, celui-ci du rhumatisme articulaire, celui-ci de la goutte. Le croup est tout différent de la laryngite ordinaire ; la bronchite est toute différente de la grippe et de la coqueluche ; le catarrhe suffocant des vieillards est tout différent du catarrhe mucoso-séreux des enfans. L'étude de ces différences est d'une haute importance pour la thérapeutique. Vous ne traiterez point la pustule maligne comme l'érysipèle ; la gastrite comme la gastro-encéphalite ; le choléra comme l'entéro-mésentérite ; la dyssenterie comme l'intus-susception ; ni celle-ci comme la hernie étranglée, etc. Tout cela, Messieurs, vous sera démontré ultérieurement, je l'espère.

---

La reprise du cours de clinique médicale du sémestre d'été 1841, fut consacrée à une revue statistique et historique des maladies observées pendant les dix-huit mois précédens, comme c'est annoncé dans le discours d'ouverture, page 42, ci-dessus. Les chiffres et les faits qui composent ce précis ayant été reproduits dans le *Compte-rendu* que la *Société des Sciences Médicales du département de la Moselle* m'a demandé, et dont elle a ordonné la publication dans son Recueil, j'ai substitué ce travail au précédent parce qu'il est plus complet. J'y ajouterai un fragment de mémoire sur la variole, présenté à l'Académie royale de Metz, et je saisis cette occasion d'offrir un témoignage public de ma gratitude à ces compagnies savantes pour le bienveillant accueil dont elle m'honorent.

Mais avant de passer de l'enseignement et de la théorie à la pratique, je dois consigner ici des faits et des réflexions nécessaires pour en compléter l'intelligence, pour prévenir la surprise que produirait le rapprochement des résultats de ma pratique dans l'hôpital d'instruction de Metz, avec ceux d'autres hôpitaux, que j'ai publiés, surtout dans le Journal Universel des Sciences Médicales et dans les Annales de la doctrine physiologique.

J'ai dit que le solidisme éclairé par l'histoire, la physiologie et le calcul est un meilleur guide dans l'enseignement et dans l'exercice de la Médecine que les autres doctrines, et j'y trouve les moyens d'apprécier la médecine à sa juste valeur, comparativement aux sciences physiques et chimiques qui ont, comme elle, des voies de progrès et des limites infranchissables, ce qu'on ne découvre point à l'aide des autres doctrines. Leurs partisans ont ainsi contribué à la propagation d'une erreur trop généralement accréditée, que c'est la faute du médecin quand il ne guérit pas. Il y a, il est vrai, des exceptions pour des maladies chroniques, le cancer, la phthisie, pour des hémorragies, nommément pour les apoplexies cérébrale et pulmonaire dites foudroyantes, pour des lésions traumatiques considérables et autres des principaux viscères, etc., parce que leur terminaison funeste, journellement constatée, prouve aux esprits les plus vulgaires que la science a des limites infranchissables, même pour le plus habile.

Mais à l'égard des inflammations viscérales qui constituent la très grande majorité des fièvres essentielles des nosologistes des siècles précédens, aucun auteur n'a dit encore que plusieurs sont irrémédiables, nécessairement mortelles, quoi qu'on fasse. Ainsi, la péritonite générale consécutive de perforation intestinale ou autre, effectuée de dedans en dehors, est promptement suivie de mort, malgré ce qu'ont écrit de contraire des médecins imbus d'espérances illusoires ou d'hypothèses non sanctionnées par les faits. Ce que je dis de l'une des inflammations du péritoine, s'applique à la plèvre, dans le cas de pleurophyse ou pneumo-thorax, quand une perforation s'effectue de la membrane muqueuse à la membrane séreuse, avec cette différence que les deux plèvres étant séparées par une cloison intermédiaire, la vie se maintiendra aussi long-temps qu'un seul poumon pourra suppléer, fort incomplètement il est vrai, celui dont la surface est envahie par une inflammation générale. Mais si les deux cavités thoraciques sont frappées en même temps d'une inflammation générale consécutive, la mort sera tout au moins aussi prompte que dans le cas susmentionné. Ceci s'applique encore aux inflammations analogues des ményynges.

L'inflammation générale de l'une des membranes séreuses n'est pas toujours consécutive. Elle peut être spontanée, primitive; et le danger de cette espèce d'inflammation sans être aussi grand, n'en est pas moins redoutable, comme vous le reconnaîtrez dans les arachnoïdites encéphalo-rachidiennes ci-dessous. Ce que j'avance sur la gravité des inflammations générales des membranes séreuses s'applique aux inflammations générales des membranes muqueuses des appareils digestif et pulmonaire. Il n'est pas même nécessaire que l'une d'elles soit enflammée dans sa totalité pour que la mort s'ensuive, quoi qu'on fasse. Dans quelques cas, par exemple, où l'inflammation frappe brusquement le rectum et monte, rapide comme l'éclair, jusqu'au cæcum, la mort s'ensuit avec une diète absolue comme avec des alimens, avec des boissons gommées comme avec une solution de blancs d'œufs, avec des sangsues comme avec la saignée générale, avec l'opium comme avec le proto-chlorure de mercure, les toniques, etc. Tout cela s'applique encore aux inflammations qui envahissent tout le parenchyme d'un viscère, car la mort est presque inévitable, et surtout à celles qui frappent à la fois plusieurs viscères ou appareils, ce qui est beaucoup moins rare qu'on ne croit. Ce sont là les *morbi totius substantiæ* des anciens qui en avaient reconnu tout le danger sans avoir découvert la liaison des symptômes de ces maladies avec leurs altérations pathologiques.

Voilà ce que j'avais à dire pour marquer la transition de la théorie à la pratique, du principe au fait, pour expliquer en partie et par anticipation, des résultats moins favorables à Metz qu'ailleurs. A dire vrai, je n'y ai pas vu comme ici, la mort causée par empoisonnement, ou hâtée par le suicide ou par la chûte d'une fenêtre sur le pavé du dehors ; sans compter les chûtes du lit sur le plancher, qui arrivent si souvent aux malades en délire, quand on ne les retient par des liens et la camisole de force. Tous ces décès sont compris dans le nécrologe médical, quelle qu'en soit la cause.

La proportion des morts aux guérisons sera plus considérable encore en 1841 que dans les années précédentes, le mouvement des malades moins élevé, proportionnellement à la force de la garnison, et sans parler d'autres causes dont il sera fait mention ci-dessous, parce que l'établissement des infirmeries régimentaires ayant reçu plus d'extension, on y traite, comme dans l'infirmerie de la prison militaire, plusieurs maladies du ressort de la médecine, jusqu'à ce qu'on ait reconnu l'impuissance des agents thérapeutiques dont on y dispose, ou la terminaison incomplète (passage à l'état chronique) de ces maladies. Ainsi les guérisons étant nombreuses dans ces établissemens de premiers secours, il en doit être autrement dans l'hôpital militaire d'instruction de Metz, surtout quand on y retient des phthisiques et autres militaires réformés pour des maladies irrémédiables, plutôt que de les exposer au danger, aux fatigues d'un voyage plus ou moins long, pour aller finir dans un autre hôpital ou dans une famille dans la pénurie.

Les observations de toutes les maladies suivies de décès dans mon service, ont été recueillies très-exactement, et ma classification nosologique m'a permis de les réunir suivant les analogies et les différences qui les rapprochent et les distinguent. C'est encore un grand avantage de cette doctrine, de servir au classement d'un nombre illimité d'observations complétées par la nécroscopie, et d'observations de maladies suivies de guérison; l'examen comparatif des unes et des autres nous met dans la voie la plus sûre pour arriver à la connaissance de l'étiologie, de la symptomatologie, du pronostic et du traitement préservatif, curatif ou palliatif des maladies. Dès que cette doctrine sera plus répandue, les archives médicales des hôpitaux deviendront des recueils précieux des maladies sporadiques, endémiques ou épidémiques de chaque localité, et des théories mises en pratique dans ces établissements.

La classification qui m'a donné toute facilité pour mettre de l'ordre dans l'étude pratique des maladies, les observations qui en font la base, et les règles de pathologie et de thérapeutique générales à en déduire, s'appliquerait aussi dans un cabinet ou musée d'anatomie pathologique, comme je le fais dans mes salles de clinique.

Les malades y sont placés dans une salle de soixante lits où je les examine un ou plusieurs jours de suite, et ils y restent jusqu'à leur guérison, quand l'étude de leurs maladies est d'un intérêt secondaire. Mais s'il s'agit d'une phlegmasie cutanée, d'une variole, par exemple, le malade est placé dans une des deux petites salles contiguës de quatre lits chacune. S'il souffre d'une phlegmasie pulmonaire chronique, il est placé dans une petite salle de dix lits dont les portes d'entrée et de sortie donnent sur d'autres salles, ce qui garantit des courans d'air extérieurs. S'ils sont atteints de phlegmasies pulmonaires aiguës, ils sont placés depuis le n° 1 jusqu'au n° 10 de la salle 5 qui contient trente-quatre lits. S'ils sont atteints de phlegmasies de l'abdomen, ils sont placés du n° 11 au n° 26; et les onze derniers lits sont réservés pour les phlegmasies diffuses ou fièvres typhoïdes. Si des phlegmasies cutanées, notamment la rougeole, la scarlatine; ou rhumatismales; ou des phlegmasies de l'abdomen, comme la dyssenterie; ou de l'encéphale, comme l'arachnoïdite, deviennent plus nombreuses ou épidémiques, elles sont mises en ordre dans la susdite salle à la place ou à côté des maladies ci-dessus.

En somme, j'ai trois ou quatre petites salles de clinique où peuvent être placés de quarante-huit à cinquante-deux malades, où il y a toujours des lits disponibles pour les cas nouveaux ou pour les fiévreux dont la situation grave exige un lit de rechange. Tous les fiévreux admis dans cet hôpital sont placés, de cinq en cinq jours, dans l'une des deux divisions dont se compose le service médical, car le nombre des entrées est trop considérable pour les partager de huit en huit jours comme c'était établi entre MM. les professeurs de clinique médicale de Montpellier et moi. Pendant les cinq jours d'admission dans mon service, je visite les entrans à trois heures après midi, en présence d'une section des sous-aides et élèves, pour les exercer à l'interrogation des malades, leur faire découvrir les causes, l'origine, le commémoratif des maladies, pour en établir le discernement ou diagnostic, pour savoir enfin leur opinion sur la nature de ces maladies, sur les indications et les agens thérapeutiques qui les concernent.

Les résultats de la mise à exécution de ces diverses mesures ont été de diminuer le mouvement journalier en abrégeant la durée de séjour à l'hôpital, d'obtenir une proportion de guérisons aux décès, plus favorable que dans d'autres grands hôpitaux, et de procurer d'autres avantages dont l'importance ressortira du compte-rendu ci-dessous.

Ayant à ma disposition des matériaux nombreux qui jetteront une clarté nouvelle sur l'exercice de la médecine, j'aurais suivi avec empressement un ordre, un plan quelconques pour en faire l'exposition. Mais, à défaut de tradition, j'ai dû former un cadre sans prétendre qu'il soit le meilleur ni le mieux rempli. J'ai voulu montrer à mes collègues dans les hôpitaux d'instruction et surtout aux chirurgiens sous-aides et élèves, les ressources en tout genre de ces grands établissemens sous le triple rapport de l'exercice, de l'enseignement et de l'instruction dans la médecine. Les écoles secondaires n'offrent pas d'enseignement théorique et pratique qui s'harmonise aussi bien, quoique nouvellement organisées. Ceux de nos jeunes collaborateurs dans les hôpitaux d'instruction qui voudront s'y livrer à d'utiles travaux et se faire distinguer par une noble émulation, doivent être assurés d'un avancement aussi rapide dans la connaissance des maladies que dans la médecine militaire.

# MÉMOIRE

SUR LES

# MALADIES OBSERVÉES

## DANS LA 1.re DIVISION DES FIÉVREUX,

*A l'Hôpital militaire d'instruction de Metz*,

LU A LA SOCIÉTÉ DES SCIENCES MÉDICALES DU DÉPARTEMENT DE LA MOSELLE.

MESSIEURS,

L'article 40 de votre réglement nous impose l'obligation de présenter à la Société une notice sur les maladies observées dans le mois qui précède chacune de vos réunions. Cette disposition réglementaire est doublement utile. Elle porte à la connaissance de tous ce que chacun a observé de plus intéressant, de plus remarquable dans ses fonctions publiques ou dans l'exercice particulier de sa profession. La discussion et des communications ultérieures *sur tout ce qui peut intéresser plus particulièrement l'état sanitaire de cette cité populeuse et du département**, nous font connaître les maladies épidémiques ou prédominantes; elles nous mettent à portée de pro-

* Article 2 du susdit réglement.

poser à l'autorité les mesures d'hygiène publique et autres de son ressort; elles nous éclairent enfin sur la nature des maladies, sur leurs indications thérapeutiques, sur les moyens curatifs ou palliatifs à leur opposer.

C'était donc pour accomplir un des devoirs imposés par votre réglement, autant que pour justifier les suffrages dont vous m'avez honoré, que je vous ai rendu compte des nombreuses maladies observées dans l'hôpital militaire d'instruction de cette ville, nommément d'une inflammation cérébrale très-promptement mortelle dont furent atteints des militaires des 7.e et 8.e régiments d'artillerie.

Ma notice vous parut trop succincte. Quelques-uns de vous exprimèrent le regret de n'y pas trouver de plus longs développements sur les causes, les symptômes, les altérations pathologiques d'une inflammation aussi soudaine que violente. Eclairé par vos judicieuses réflexions, encouragé par les intentions bienveillantes qui les suggéraient, j'ai promis de fournir un travail plus complet. Dans notre séance du 2 mars dernier, votre éloquent secrétaire m'a rappelé cet engagement, et je viens l'acquitter.

Mais de nombreuses difficultés m'ont préoccupé à la vue des matériaux à mettre en œuvre. Je me suis demandé pourquoi vous entretenir d'une seule maladie, parmi tant d'autres observées sur 2,675 fiévreux en vingt mois*? pourquoi se restreindre à la présentation des résultats fournis par vingt-cinq ouvertures de corps, formant le sixième de toutes celles faites sous mes yeux ou par moi-même? pourquoi vous montrer seulement une partie d'un vaste tableau, et l'historique d'une

* Voir le tableau A.

maladie à l'exclusion de tant d'autres? Ne serait-ce pas vous donner une idée incomplète de ce qui s'est passé dans le service qui m'est confié, et porter mes confrères à en induire qu'il n'y a rien eu de remarquable, si ce n'est une inflammation cérébrale promptement mortelle ?

Si je dis que, dans un seul mois, j'ai obtenu 229 guérisons contre un décès; que j'ai traité ensuite une maladie tellement grave, qu'elle a donné 25 décès pour 6 guérisons; que plus des trois quarts des décès portent sur les militaires incorporés depuis moins d'un an, vous serez surpris à la vue de ces résultats inouïs présentés sans lien ni enchaînement. Une simple énumération de maladies vous portera à demander pourquoi tant d'inflammations de poitrine, primitives ou essentielles, concomitantes ou consécutives, ne sont-elles pas produites avec leurs caractères distinctifs? pourquoi n'avoir pas révélé tant de faits importants dont vous auriez tiré d'utiles inductions? pourquoi n'avoir pas signalé les maladies que je considére comme nécessairement mortelles, et n'avoir pas dit comment on peut prévenir plusieurs de celles qu'il m'est impossible de guérir ?

Toutes ces considérations m'ont fait sentir la nécessité de comprendre dans un compte-rendu général les maladies dont j'ai à vous entretenir, de les grouper en un faisceau dont le lien et la composition seront faciles à distinguer, en divisant ce travail en trois parties : 1.° choix d'une doctrine pour servir de guide dans la théorie et de régle dans la pratique; 2.° considérations historiques et statistiques sur les maladies régnantes; 3.° résumé clinique sur deux de ces maladies.

## § I.er CHOIX D'UNE DOCTRINE.

L'empirisme, pris dans l'acception favorable de ce mot; l'empirisme éclairé par l'observation, tel qu'Hippocrate l'a exercé et enseigné si admirablement, doit avoir été la première doctrine médicale, celle qui aurait imprimé à la science des progrès dont la lenteur aurait été compensée par la difficulté d'admettre les hypothèses et les funestes erreurs de l'humorisme qui lui succéda, sans avoir jamais été complètement abandonné. Beaucoup d'autres théories, vous le savez, furent interposées entre ces deux doctrines. Leur vogue fut éphémère, ou de bien courte durée, si j'en excepte le vitalisme, le solidisme, l'éclectisme, sur la valeur desquels j'ai motivé mon opinion ailleurs. Je les rappelle en invoquant votre témoignage sur les dissidences élevées de toutes parts, sur la préférence à donner à l'une d'elles, ou sur leur rejet absolu. Cette oscillation d'opinions entre l'empirisme, l'humorisme, le vitalisme, l'éclectisme et le solidisme, est aussi pénible pour les bons esprits qui veulent ne rien laisser au hasard et avoir un guide dans l'exercice de la médecine, que défavorable aux progrès de cette science. Il est aussi intéressant qu'utile d'en rechercher les causes, et cela me paraît tout à fait digne d'intérêt.

En 1816, à l'époque où parut l'*Examen de la Doctrine médicale généralement adoptée*, l'humorisme et le brownisme inspiraient les professeurs, dirigeaient les praticiens dans l'enseignement et l'exercice de la médecine. Pinel jouissait de la gloire que lui avait acquise sa nosographie philosophique, quand un vigoureux adversaire, déployant toutes les ressources d'un grand génie et d'une dialectique entraînante, vint attaquer pièce à pièce les six fièvres essentielles du classique français, et démolir toute sa doctrine. La séduisante simplicité de celle qu'il lui substitua entraîna presque tous les esprits. La réforme dans les idées dogmatiques, souvent dissimulée, fut moins sensible que dans la pratique où elle fut si profonde, si durable. Bien peu de médecins reconnaissent actuellement une indication thérapeutique, prescrivent un remède à l'intérieur avant de s'être enquis de l'état de l'appareil digestif, de sa tolérance et de sa susceptibilité. Une preuve plus convaincante de la vérité de mon assertion ressort de l'examen des formules aussi simples que rationnelles de nos jours, comparativement à celles d'alors, basées sur une polypharmacie repoussante.

Quoi qu'il en soit, Broussais s'acquit une célébrité impérissable, en signalant des erreurs qui passaient inaperçues, ou que l'on n'osait attaquer. Mais il exagéra les fautes de ses adversaires ; il présenta une doctrine exclusive dont la base fragile fut bientôt brisée. Son agression avait été très-violente ; la réaction ne le fut pas moins. Il porta des coups mortels à la pyrétologie de Pinel, et la médecine physiologique en reçut dont elle ne se relevera jamais.

Soit effet de la puissance de la vérité soutenue par le raisonnement, ou de l'amour-propre qui ne permet guère de revenir sur ce qu'on a condamné, les fièvres essentielles de Pinel et la doctrine de Broussais, repoussées de la théorie et de la pratique de la médecine, seront désormais honorablement placées dans son histoire.

Cette époque de renversement et de destruction fut suivie d'une transition remarquable, sorte d'anneau destiné à réunir la chaîne scientifique du passé à celle de l'avenir. Les pyrétologistes, nommément les partisans de l'empirisme, de l'humorisme et de l'éclectisme, virent à regret la radiation des fièvres dites essentielles du tableau nosographique des infirmités aussi nombreuses que variées de l'espèce humaine. Ils proposèrent une substitution, celle de *fièvre typhoïde,* qui fut assez généralement adoptée. Il en devait être ainsi. Tous ceux qui avaient nié ou repoussé les fièvres dites inflammatoire, muqueuse, bilieuse, putride, maligne, adynamique, ataxique, pouvaient admettre, sans difficulté ni sacrifice d'amour-propre, une fièvre qui tenait des unes et des autres, dont Pinel et Broussais n'avaient presque rien dit. Toutefois, sa thérapeutique fut l'objet de débats très-animés dans le sein même de l'Académie de médecine. Des faits et des raisonnements furent invoqués en faveur des méthodes les plus opposées, des purgatifs ou des anti-phlogistiques, des toniques ou des débilitants, ou de l'expectation, ou même de l'usage exclusif de l'eau froide.

D'un autre côté, les anatomo-pathologistes, les organiciens et les nombreux médecins qui reconnaissent les importants services rendus à la médecine par Broussais, sans partager ses opinions exagérées, sentirent aussi la nécessité de choisir une théorie pour s'éclairer, se guider dans la pratique de l'art et dans l'exposition des faits. Ainsi la lutte existe encore entre les deux principales doctrines médicales, quoique bien moins vive qu'à l'époque mémorable de Pinel et de Broussais. Mais il y a absence ou anarchie de doctrines, situation fâcheuse dont beaucoup de bons esprits voudraient sortir. Cela m'amène à vous parler du choix d'une doctrine et de ce qui doit faire distinguer la meilleure.

Dans l'exercice particulier de la médecine, il n'est guère possible, vous le savez, de dresser le tableau nosographique des maladies, ni d'en faire le résumé périodique. Tantôt on est appelé quand l'affection morbide est déjà loin de son début, ou quand elle a subi des transformations qui ne permettent pas d'en suivre la filiation; tantôt il est impossible de connaître et d'apprécier les effets des influences étrangères sur nos prescriptions, et il est bien rare de pouvoir compléter par la nécroscopie l'observation des maladies dont la terminaison a été funeste.

Ces difficultés n'existent pas dans un hôpital, surtout dans un hôpital militaire, où sont toujours reçus ceux qui vivent dans son rayon, tandis que des circonstances nombreuses font souvent passer les mêmes individus d'un hospice dans un autre.

Ainsi donc les tableaux nosographiques, les résumés de maladies peuvent et doivent être dressés dans les hôpitaux. Cela devient plus nécessaire dans ceux où il y a beaucoup de malades, et d'une absolue nécessité dans ceux où il existe un enseignement théorique et pratique, où il faut mettre en regard le fait et le précepte, la théorie et la pratique. Si nous n'avons ni doctrine ni cadre nosologique, comment avancer dans l'enseignement, et mettre en ordre les maladies, les altérations pathologiques que 2000 fiévreux et 100 ou 150 ouvertures de corps fournissent chaque année? Supposez au contraire qu'une doctrine médicale soit généralement admise, qu'il y ait un seul tableau nosologique pour toute l'armée, ne serez-vous pas frappés des traits de lumière qui jailliront, des inductions précieuses que vous saurez tirer de tant de milliers de faits recueillis sur des hommes de même âge, de même profession, placés dans des circonstances analogues ou différentes, ou tout à fait opposées ?

Ceci étant admis, il s'agit de trouver la meilleure doctrine médicale, le cadre nosologique le plus facile à remplir.

Parmi les importantes réformes dues aux grands travaux de Broussais, celle du langage médical est une des plus remarquables. L'expression de colite, avec diverses qualifications, a été heureusement substituée à celles de diarrhée et de dyssenterie ; celles de myosite et d'arthrite aiguës à celles de rhumatismes musculaire et fibreux ; celles de méningite, d'arachnoïdite, à celle de fièvre cérébrale, sans parler des dénominations nouvelles, comme celle d'endocardite, qui donnent une idée plus nette des maladies. Chaque jour l'observation et l'anatomie pathologique justifient les dénominations de phlegmasies diffuses simples, confirmées, typhoïdes, que j'ai données aux fièvres inflammatoires, muqueuses, putrides, malignes.

La chirurgie qui profite de toutes les découvertes de la médecine, a suivi cette impulsion. Elle a réformé son langage. Le mot urétrite a été substitué à celui de blennorrhagie ; ceux d'orchite, d'adénite, à ceux d'engorgement des testicules, des glandes, etc.

Et ne croyez pas, messieurs, que je prenne acte de ces faits pour appeler votre attention sur la réforme opérée dans le langage médical? c'est pour en tirer une conclusion d'une plus haute importance, celle que les empiriques, les humoristes surtout, les vitalistes et les éclectiques ne peuvent avoir proposé ni adopté cette nomenclature. Puisqu'elle est reçue, c'est que les médecins en très-grande majorité qui l'ont adoptée suivent une doctrine autre que celle de ceux-là, conclusion toute logique que je rappellerai à la fin de ce paragraphe.

De là, si vous passez dans les musées et cabinets d'anatomie pathologique, dans celui de notre hôpital dont la collection vient encore d'être enrichie par les soins de M. le Ministre de la guerre, vous y reconnaîtrez que les altérations morbides qu'elles représentent auront peu de signification, une valeur presque nulle pour les fauteurs de ces doctrines. Elles vous éclaireront d'une bien faible lueur, si vous descendez à l'amphithéâtre n'ayant qu'elles pour chercher les altérations pathologiques et découvrir le dernier terme de la maladie, et, de là, remonter à son origine, en faisant une analyse qui confirme, modifie ou infirme l'opération synthétique qui l'a précédée, quand vous en avez recueilli l'observation. Enfin, les symptômes les plus caractéristiques, ceux qui vous ont le plus frappés, comment pourrez-vous les reconnaître et les apprécier à l'aide de l'empirisme, de l'humorisme, du vitalisme et de l'éclectisme? Concluons que :

1.° La réforme opérée dans le langage médical depuis vingt-cinq ans;

2.° Les progrès de l'anatomie pathologique depuis un demi-siècle;

3.° L'étude plus approfondie des symptômes et les perfectionnements dans le diagnostic des maladies sont dus au solidisme, et lui assurent une prééminence incontestable sur les autres doctrines auxquelles nous l'avons comparé.

Tout cela justifie le choix que j'ai fait *du solidisme éclairé par l'histoire, la physiologie et le calcul.* J'ai dit ailleurs et il serait superflu de rappeler les motifs de cette préférence. Toutefois, ces explications étaient nécessaires pour faciliter l'intelligence de l'ordre que j'ai suivi dans la nomenclature des maladies, dans le compte-rendu de plusieurs d'entre elles et des principes qui m'ont dirigé dans leur traitement.

---

## § II. CONSIDÉRATIONS HISTORIQUES ET STATISTIQUES SUR LES MALADIES RÉGNANTES.

Le service des fiévreux, réunis en une seule division formant un total de 108 malades, me fut remis le 1.er septembre 1839. Depuis cette époque jusqu'à ce moment, je l'ai continué sans un seul jour d'interruption, seul ou avec l'un de mes collègues.

Parmi les maladies des restants, les plus nombreuses étaient diverses affections morbides de l'appareil digestif et de ses annexes, depuis la gengivite jusqu'à l'ictère, formant un total de 48, dont 31 colites ou entéro-colites diarrhéiques ou dyssentériques, et des fièvres intermittentes à différents types au nombre de 20. Des 213 militaires reçus pendant le mois, 79 avaient des affections morbides de l'abdomen, et 64 des fièvres intermittentes analogues à celles mentionnées ci-dessus.

De ces 321 malades traités en septembre, il en restait 91 au 1.er octobre; 229 sont sortis par billets, dont sept avec des congés de réforme et de convalescence demandés par mon prédécesseur. Un seul des 108 restants mourut d'une recto-colite. Ce résultat insolite est peut-être inouï dans les fastes de la pratique médicale. Je n'en connais pas de semblable.

Quoique j'aie eu une pratique généralement heureuse, de 1820 à 1827, dans l'hospice civil et militaire de Neufbrisach où j'étais chirurgien-médecin, et qu'il n'y ait pas eu de décès pendant deux ans, je n'ai pourtant point obtenu la guérison d'un aussi grand nombre de fiévreux.

Voilà une première donnée numérique importante. Cette preuve toute arithmétique induirait cependant en erreur, si l'observation et le raisonnement n'intervenaient pour démontrer de leur côté que les maladies de cette époque, généralement bénignes, avaient une tendance manifeste à céder aux moyens rationnels qui leur furent opposés, ce qui explique leur guérison.

Les 229 fiévreux sortis par billets ont fourni 3,600 journées d'hôpital, ou la moyenne de 15 $^{68}/_{229}$ jours de traitement. Celui qui mourut avait été traité pendant 33 jours.

En supposant le nombre des journées des restants au 1.$^{er}$ octobre à peu près égal à celui des restants au 1.$^{er}$ septembre, et en divisant les 9,388 journées d'hôpital par les 409 sortis par billets et les deux morts en septembre, on trouve que le nombre des journées d'hôpital par traitement de malade est de 22 $^{346}/_{411}$ journées par malade guéri ou mort.

La moyenne du traitement étant donc de 22 journées $^{3}/_{4}$ pour tous les malades et de 15 $^{1}/_{4}$ pour les fiévreux, la conséquence numérique et toute logique à en déduire est que la durée du traitement de ceux-ci est bien moins longue que celle des blessés et des vénériens surtout; vérité d'observation que j'ai constatée pendant quarante mois consécutifs dans l'hospice des cliniques de Montpellier, et dont la confirmation se reproduira dans la statistique de l'hôpital militaire d'instruction de Metz pendant les vingt mois suivants.

Ce résultat est d'autant plus remarquable qu'il doit rectifier une opinion généralement reçue, même parmi de bons praticiens. Ils croient les maladies dites chirurgicales susceptibles de guérir plus promptement que celles du ressort de la médecine. Mais une multitude de faits et de chiffres m'ont prouvé que la syphilis, comparativement aux autres maladies, fournit le plus de guérisons, le moins de décès, et la plus longue durée de traitement; que les maladies chirurgicales viennent après, sous le double rapport de la proportion des guérisons aux décès et de la durée du traitement; tandis que la proportion des guérisons aux décès est plus faible, la durée du traitement plus courte parmi les fiévreux que pour les maladies des deux genres précédents. L'expérience et le raisonnement confirment pleinement ce résultat statistique. En effet, les maladies dites internes ayant leur siége sur des tissus, sur des organes de premier ordre dont l'intégrité est indispensable à la vie, dont le trouble ou l'altération ne peut exister sans produire une perturbation dont la durée ou l'intensité au-delà de certaines limites sont incompatibles avec l'existence, celle-ci cède forcément. Mais pourquoi l'observation et l'induction ne l'ont-elles pas démontré les premières?

Ici les chiffres, les faits et le raisonnement concordent parfaitement. Vous pouvez déjà, messieurs, en induire que la médecine, comme d'autres sciences auxquelles on accorde une plus grande certitude, peut aussi faire une heureuse application du calcul. A mesure que nous avancerons dans ces recherches historiques et statistiques, nous en trouverons des preuves nouvelles, plus probantes encore pour la certitude de la médecine et la solidité des bases à lui donner. Permettez-moi de terminer ces considérations par l'exposition succincte de deux faits confirmatifs de mes assertions. En mai 1839, avant mon départ de Montpellier, j'ai remis aux soins du professeur Lallemand M.me......, qui souffrait depuis plus de vingt ans de trois ulcères fistuleux au sternum, entretenus par la carie de cet os, contre laquelle échoua la cautérisation faite par le professeur Roux en 1820; affection pour laquelle furent consultés Boyer, Dubois, Dupuytren et tant d'autres célébrités chirurgicales auxquelles la malade a survécu. L'autre fait me ramène aux malades dont j'avais l'honneur de vous entretenir. C'est un ulcère au coude d'un soldat soi-disant fiévreux, placé par erreur dans mon service, où il séjourna plus de six semaines pour être guéri.

La bénignité si remarquable des maladies de septembre 1839 ne fut pas de longue durée. En octobre, des méningites et encéphalo-méningites, moins souvent primitives que consécutives d'inflammations chroniques ou d'inflammations aiguës incomplétement terminées, survinrent brusquement ainsi que des phlegmasies diffuses (fièvres) typhoïdes plus nombreuses, sans cause appréciable autre que le changement de saison, de température, et le défaut d'air suffisamment renouvelé dans les casernes. Cette corrélation d'un accroissement de mortalité après l'équinoxe d'automne, comme on le dit de la fin de certaines maladies rapprochée de la chute des feuilles, est un fait d'observation vulgaire qui n'est pas dénué de justesse. Mais on ne sait pas assez qu'une inflammation aiguë survenant chez un sujet valétudinaire ou affecté d'une maladie chronique le fait succomber dans la très-grande majorité des cas. Et de là le précepte fort important, trop souvent méconnu, de poursuivre le traitement des maladies aiguës jusqu'à consolidation de guérison. Et si vous continuez le rapprochement de la chute des feuilles avec la mortalité pour compléter l'observation, vous voyez l'une et l'autre augmenter sensiblement à la suite d'un refroidissement subit ou d'une gelée, qui fait naître ou exaspère tant d'inflammations pulmonaires chroniques ou consécutives.

Le temps et l'espace ne me permettant pas de poursuivre ces réflexions, je dois signaler par anticipation les arachnoïdites encéphalo-rachidiennes si promptement mortelles. L'inflammation de l'encéphale et de l'arachnoïde qui l'enveloppe, caractérisée par un trouble épouvantable des facultés intellectuelles, des organes des sens, de la sensibilité et du mouvement, n'est pas moins remarquable pendant la vie que cette couche membraniforme, citrine, variable en épaisseur, ou le pus ou le fluide séro-purulent disséminé entre l'arachnoïde, les circonvolutions cérébrales, la base du cerveau, et surtout à la partie postérieure de la moelle épinière. Cette phlegmasie générale est presque toujours mortelle, comme celles de la plèvre et du péritoine à la suite d'une plaie pénétrante, d'une perforation, d'un épanchement, etc. Dans ce cas, comme dans tous ceux où l'inflammation envahit brusquement la totalité d'une membrane muqueuse du parenchyme d'un viscère, la mort survient d'autant plus vite que le trouble fonctionnel est plus considérable. L'importance du cerveau et de la moelle épinière, le manque absolu d'extensibilité du crâne et du canal vertébral, expliquent parfaitement pourquoi les inflammations générales de l'arachnoïde sont bien plus promptement mortelles que celles de la plèvre et du péritoine, toutes choses égales d'ailleurs.

A l'égard des phlegmasies diffuses (fièvres) typhoïdes, plus nombreuses dans le dernier trimestre de 1839 que les cas de méningite, la diversité des symptômes, non moins remarquable que celle des altérations pathologiques, justifie, il me semble, le nom donné à ces maladies. L'appréciation de la maladie d'après les symptômes et les altérations pathologiques me parait la plus propre à en faire connaitre la nature et à fournir les indications thérapeutiques les plus rationnelles, savoir : traitement anti-phlogistique général et partiel dans la première période ; anti-phlogistique et révulsif ou évacuant dans la seconde ; sédatif ou tonique dans la troisième. Ces assertions exigeraient de plus longs développements, si je ne devais me borner à signaler en passant une maladie qui a fait plusieurs victimes, comme vous le verrez dans le tableau synoptique et périodique ci-joint établi sur mes relevés mensuels.

Je dirai donc, en terminant ces considérations historiques et statistiques sur les maladies des trois derniers mois de 1839, que j'ai eu pendant ce trimestre 285 entrés, 315 sortis et 27 morts, ce qui donne 11 $^{18}/_{27}$ guérisons pour un décès ; proportion bien différente, comme vous voyez, de celle de septembre, et pourtant plus favorable encore que celle du 1.$^{er}$ trimestre de 1840 dont je vais vous rendre compte.

Le 1.$^{er}$ janvier 1840, il y avait à l'hôpital 185 malades, dont 56 dans les deux divisions de fiévreux. Ce mouvement est le plus faible qu'il y ait eu dans les vingt années précédentes.

Celui du 1.er janvier 1825, qui en approche le plus, était de 200 malades; et pourtant à cette époque, la garnison de Metz n'était que de 5,642 hommes, tandis qu'elle était forte de 7,104 hommes au 1.er janvier 1840.

Ainsi, d'après des chiffres dont l'exactitude ne saurait être mise en doute, puisqu'ils sont fournis par le bureau des entrées de l'hôpital et par le bureau de la place de Metz, l'état sanitaire de la garnison au 1.er janvier 1840 était plus satisfaisant que depuis vingt ans.

A cette époque, l'un de mes estimés collègues, le professeur Maillot, dirigeant le service de la deuxième division de fiévreux, depuis le 1.er novembre, me proposa, en raison du petit nombre de malades, de les réunir en une seule division, dont j'ai dû me charger pour avoir les éléments nécessaires à l'enseignement clinique qui m'est confié. Dès la seconde quinzaine de janvier, tous les entrants furent placés dans mon service, et je pris, le 1.er février suivant, les 20 fiévreux restants de la 2.e division, ce qui me donna un total de 64 malades.

A l'occasion de la première arachnoïdite encéphalo-rachidienne observée à l'hôpital d'instruction de Metz, chez un militaire, Led..., du 7.e d'artillerie, transporté à l'hôpital, dans mon service, le 28 novembre, et qui mourut le 1.er décembre, j'ai dit plus haut que je la signalais par anticipation. En effet, il n'y avait point eu de cas analogue dans les trois mois précédents. En décembre, un autre militaire, Sch..., du 8.e d'artillerie, transporté à l'hôpital dans la 2.e division des fiévreux, y mourut peu d'heures après son arrivée. Un autre, P..., du 7.e d'artillerie, avait même succombé dans le trajet de la caserne à l'hôpital, et un troisième, Alb..., du 7.e d'artillerie, n'y vécut que deux jours.

Le 2 janvier, un militaire, E..., du 16.$^e$ de ligne, en mourut le jour même de sa translation à l'hôpital, dans la 2.$^e$ division des fiévreux. Le 20 et le 23, deux autres moururent, dans mon service, d'inflammations cérébrales différentes de celle-ci, puisque la durée du traitement fut de 26 jours chez l'un, et de 14 pour l'autre. Mais, le 25, on m'apporta un soldat du 8.$^e$ d'artillerie qui mourut au bout de trois heures. Le 28, un autre militaire, R..., du 7.$^e$ d'artillerie, mourut une demi-heure après sa translation à l'hôpital. Vers minuit, un autre militaire du 8.$^e$ d'artillerie, B..., y fut transporté pour la même maladie*. Enfin, le 30, à dix heures du matin, un autre canonnier du 8.$^e$ d'artillerie fut transporté à l'hôpital, où il mourut, au bout de dix jours, de l'arachnoïdite encéphalo-rachidienne qui nous occupe.

Ces quatre derniers cas rapprochés de celui du 28 au 30 novembre, et de ceux du mois suivant, cessaient d'être des faits isolés, comme j'en avais observé depuis vingt ans, comme il s'en présente partout à de plus ou moins longs intervalles. La prédilection si marquée de cette funeste maladie pour les soldats de l'artillerie appelait aussi mon attention. Sa gravité, sa terminaison si promptement fatale, me préoccupaient avec d'autant plus de raison que l'indépendance du médecin est plus illimitée, que j'avais à cœur de justifier la confiance dont j'étais investi. Mon silence aurait pu faire supposer que je restais spectateur indifférent, ou que je ne savais pas mettre à profit pour l'avenir les leçons du passé.

Tout cela me fit écrire, dès le 30 janvier, une lettre fort

* Ce militaire s'appelle Blanzy. Il sortit de l'hôpital après consolidation parfaite de son rétablissement.

détaillée sur les faits en question, qui me paraissaient devoir intéresser l'autorité militaire supérieure. Mes conclusions étaient que :

1.° Depuis trois mois, les inflammations cérébrales, d'abord consécutives, puis primitives ou essentielles, avaient causé la moitié des décès ;

2.° L'arachnoïdite encéphalo-rachidienne sévissait sur les hommes les plus robustes des 7.e et 8.e régiments d'artillerie;

3.° Elle marche parfois si rapidement, qu'elle devient funeste au bout de quelques heures, ou foudroyante comme des apoplexies ;

4.° Dans les cas les plus ordinaires, elle s'annonce par des étourdissements, des lassitudes ou des douleurs très-vives dans les membres, de la céphalalgie et du trouble dans les facultés intellectuelles;

5.° MM. les chirurgiens-majors et aides-majors des régiments doivent envoyer sans retard à l'hôpital les militaires qui présentent les symptômes sus-mentionnés;

6.° Quand un de ces malades est transporté à l'hôpital, des renseignements écrits doivent être fournis sur la cause et la date de l'invasion de la maladie, sur les circonstances et les symptômes qui en ont précédé et signalé le début;

7.° Cette maladie doit être traitée le plus promptement et le plus activement possible.

Tout cela explique, messieurs, mes justes alarmes à l'égard des faits en question, et prouve que la médecine n'est point une science conjecturale, comme ses antagonistes l'ont prétendu, puisque quatre cas, observés du 25 au 30 janvier, m'en ont fait apprécier le danger, et m'ont déterminé à en avertir qui de droit.

Ma lettre étant restée sans réponse, la copie en fut insérée dans mon rapport du 9 février suivant à MM. les inspecteurs membres du conseil de santé des armées, à qui je retraçais très-succinctement l'historique de la maladie, en demandant comment je devais agir pour mieux faire. Je la désigne, il est vrai, sous le nom d'encéphalite et d'encéphalo-méningite pernicieuse (fièvre pseudo-continue); car alors, je l'avoue, j'étais influencé par une doctrine inapplicable aux cas en question. Je tenais moins compte de ce que j'avais reconnu, que des assertions et des faits consignés dans les rapports de quelques sous-aides nouvellement arrivés d'Algérie, qui voyaient ici une fièvre intermittente pernicieuse, plutôt qu'une violente inflammation cérébro-spinale, dominés qu'ils étaient par leurs impressions premières.

Ces détails sont nécessaires pour faire voir comment l'événement justifia mes prévisions, pour prouver que la maladie n'était point contagieuse et que son caractère épidémique était douteux.

En février, il y eut seize cas nouveaux, huit décès, et trois sorties après guérison. En mars, il y eut douze cas nouveaux, dix décès, point de sorties après guérison. En avril, il y eut, dans mon service, cinq cas nouveaux moins graves que les précédents, deux décès, et cinq sorties après guérison. Dès le 1.er avril, le mouvement de l'hôpital étant de 120 fiévreux, fut encore partagé; la deuxième division devant être formée, comme en novembre, par tous les entrants de la première quinzaine du mois*. Cette disposition fut prise pour ne pas

* Dans cette division, il y eut aussi en avril deux décès causés par la maladie en question.

faire passer d'un médecin à un autre des malades plus ou moins avancés dans leur traitement, sur chacun desquels il est impossible de fournir tous les renseignements nécessaires.

En mai, il n'y eut plus que deux cas nouveaux, deux décès et quatre sorties après guérison. Du mois de juin jusqu'en octobre, presque toutes les maladies régnantes étaient sporadiques, et il n'y eut plus une seule arachnoïdite encéphalo-rachidienne de la nature des précédentes jusqu'en février et mars 1841, où d'autres cas se reproduisirent.

Pendant le deuxième trimestre de 1840, l'état sanitaire s'améliora sensiblement. Les décès diminuèrent de moitié dans mon service, et furent réduits au tiers pendant le troisième trimestre, puisqu'il n'y eut alors que 10 décès au lieu de 35 dans les trois premiers mois de l'année. Ces résultats et autres sont faciles à reconnaître dans le tableau A ci-joint du mouvement des fiévreux dans la clinique médicale du 1.er septembre 1839 au 1.er mai 1841. Je partage ces vingt mois en trois époques : 1.° du 1.er octobre 1839 au 1.er avril 1840; 2.° du 1.er octobre 1840 au 1.er avril 1841 ; 3.° pendant les huit mois restants. Dans la première période, il y a 62 décès; dans la seconde, 63; et dans la troisième, 39. La proportion des guérisons est inverse : dans la première période, il y a 627 guérisons; dans la seconde, 759; et dans la troisième, 1037.

En octobre 1840, comme dans le même mois de l'année précédente, les phlegmasies diffuses (fièvres) tiphoïdes devinrent plus nombreuses. Les phlegmasies pulmonaires concomitantes ou consécutives qui les compliquaient étaient plus fréquentes qu'en 1839. Puis elles furent remplacées par des phlegmasies cutanées dites fièvres éruptives, surtout par la rougeole et la variole, et par des arthrites aiguës presque toutes compliquées de phlegmasies pulmonaires graves. Dans la très-grande majorité des cas, celles-ci étaient uniques, essentielles, prédominantes, et elles formèrent la complication la plus grave des fièvres typhoïdes observées, à la fin de janvier 1841 et dans le mois suivant, presque exclusivement parmi les militaires du 3.e régiment du génie, dont l'état sanitaire avait été si satisfaisant en 1840, comme vous le reconnaîtrez dans le tableau B ci-joint. Ainsi, du 15 décembre 1840 au 15 avril 1841, les inflammations de poitrine, dont les nuances et les formes sont si multipliées, ont affecté, soit comme phlegmasies primitives ou essentielles, soit comme inflammations concomitantes ou consécutives d'autres maladies, la presque totalité des fiévreux reçus à l'hôpital de Metz.

La raison étiologique s'en trouve dans la constitution atmosphérique d'un hiver long-temps froid, comme le prouvent les observations météorologiques si exactement rapportées par notre honorable président dans chacune de nos réunions. Jusque-là, je n'avais vu tant de phlegmasies pulmonaires si graves, si insidieuses, si rebelles, comme vous le reconnaîtrez dans la dernière partie de ce mémoire. Enfin toutes les considérations historiques et statistiques du 1.er septembre 1839 au 1.er janvier 1841 doivent se résumer en ce qui suit :

Pendant ces seize mois, j'ai traité 2,025 fiévreux, dont 1,837 sont sortis par billets et 108 après décès, ce qui donne la moyenne de 17 guérisons $^{1}/_{108}$ pour un décès.

Les 1,837 fiévreux sortis par billets ont fourni 31,396 journées, ou la moyenne de 17 journées $^{167}/_{1837}$ par traitement suivi de guérison.

Les 108 militaires décédés ont fourni 3,057 journées, ou la moyenne de 28 $^{33}/_{108}$ par durée de traitement pendant le dernier séjour d'hôpital.

Si j'élimine les malades traités dans la clinique médicale pendant les quatre derniers mois de 1839, pour m'occuper exclusivement de ceux de 1840, je trouve 56 restants (30 dans la 1.re division et 26 dans la 2.e) au 1.er janvier 1840, et 2,364 entrés (1417 dans la 1.re division et 947 dans la 2.e) pendant l'année, y compris les malades envoyés des vénériens aux fiévreux *; total: 2,420.

Sur ce nombre, 2,149 sont sortis par billets, 124 sont morts, et il en restait 127 au 1.er janvier 1841. Total: 2,400. Cette différence de 20 malades en moins vient de ce que, le 1.er février 1840, le professeur Maillot me fit la remise de 20 malades qui comptent deux fois, c'est-à-dire comme entrés dans son service d'où ils ne sont pas sortis, et comme entrés dans le mien d'où ils sont sortis: 3 après décès, 1 infirmier mort au bout d'un mois de retour dans sa famille, un vieil infirmier valétudinaire conservé à l'hôpital, et quinze autres sortis par billets.

Les 2,149 sortis par billets, divisés par les 124 décédés, donnent la moyenne de 17 $^{41}/_{124}$ guérisons pour 1 décès.

Dans la 1.re division de fiévreux, les 1287 sortis par billets, divisés par les 80 décédés, donnent la proportion de 16 $^{7}/_{80}$ journées pour 1 décès.

Dans la 2.e division de fiévreux, les 862 sortis par bil-

* Dans la 1.re division, il n'y a pas eu de fiévreux envoyés aux vénériens, et les fiévreux de la 2.e division évacués aux vénériens ont été comptés parmi les sortis par billets.

lets, divisés par les 44 décédés, donnent la proportion de 19 $^{26}/_{44}$ guérisons pour 1 décès.

Dans la 1.re division de fiévreux, les 1287 sortis par billets ont fourni 22,073 journées, ou 17 $^{194}/_{1287}$ pour moyenne du traitement suivi de guérison.

Les 80 décédés ont fourni 2,284 journées, ou la moyenne de 28 journées $^{44}/_{80}$ par moyenne du traitement suivi de décès, pendant le dernier séjour d'hôpital.

Dans la 2.e division de fiévreux, le total des journées d'hôpital des 862 sortis par billets n'a pas été fourni. Les 44 décédés dans ce service ont donné 1,026 journées d'hôpital, ou la moyenne de 23 $^{14}/_{44}$ journées par traitement suivi de décès pendant le dernier séjour d'hôpital *.

Maintenant si vous voulez établir une comparaison parfaitement exacte entre les deux divisions de fiévreux, il faut éliminer de la première tout le 1.er trimestre de 1840, c'est-à-dire 306 guéris et 35 décédés, ou la proportion de 8 guérisons $^{26}/_{35}$ pour 1 décès, puisque la presque totalité des entrants de cette époque fut reçue dans une seule division. Les 306 guérisons donnent 5,205 journées, ou 17 $^{3}/_{306}$ pour moyenne du traitement suivi de décès.

En opérant de même dans la 2.e division de fiévreux pour janvier 1840, vous voyez 33 sortis par billets et 2 décédés qui ont donné trois journées d'hôpital seulement, les sortis par billets étant aux décès comme 16 $^{1}/_{2}$ est à 1.

Nous trouvons donc pour résultat définitif, incontestable, du traitement de tous les fiévreux pendant les neuf derniers

* Le professeur Maillot compte le jour du décès, et je ne le compte pas.

mois de 1840, 981 sortis par billets et 45 décédés, ou la proportion de 21 guérisons $^{36}/_{45}$ pour 1 décès; les 981 sortis ayant donné 16,868 journées, ou 17 $^{191}/_{981}$ par traitement suivi de guérison; les 45 décédés ayant fourni 1,689 journées, ou la moyenne de 37 journées $^{24}/_{45}$ de traitement pendant le dernier séjour d'hôpital, dans le service de la clinique médicale (1.re division).

Dans la 2.e division, 825 sortis par billets, divisés par les 42 décédés, donnent 19 guérisons $^{27}/_{42}$ pour 1 décès; les 42 décédés ayant fourni 1,023 journées, ou 24 $^{15}/_{42}$ jours par traitement suivi de décès, pendant le dernier séjour d'hôpital *.

La proportion de 8 guérisons $^{2}/_{3}$ pour 1 décès et la durée moyenne de 17 jours de traitement pour les décédés pendant le 1.er trimestre de 1840 prouvent ce qui a été dit, que les arachnoïdites encéphalo-rachidiennes d'alors étaient fort graves et promptement mortelles.

Ainsi les maladies des trois derniers trimestres de 1840 ont été bien moins graves que celles du premier trimestre, les guérisons plus nombreuses; la prolongation de l'existence a été plus longue dans la 1.re division de fiévreux que dans la 2.e, ce qui confirme les propositions fondamentales suivantes formulées à Montpellier: 1.° celui qui sait le mieux traiter une maladie aiguë est le plus capable de prévenir son passage à

* Cette proportion est moins favorable que celle de Bone en 1834. Si l'on avait additionné les journées de traitement des 538 militaires décédés à cette époque pendant le dernier séjour à l'hôpital, la durée moyenne du traitement aurait été, j'en suis convaincu, fort au-dessous de celle de 24 $^{1}/_{3}$ dans l'hôpital de Metz.

l'état chronique, et de prolonger le plus long-temps possible l'existence de celui qui est atteint d'une maladie irrémédiable ; 2.° la meilleure doctrine médicale doit être sanctionnée par la triple autorité des chiffres, des faits et du raisonnement*.

Telles sont les conclusions déduites de documents authentiques et des tableaux A, B ci-joints, contenant le relevé de toutes les maladies traitées dans la clinique médicale. Le tableau récapitulatif B des 141 décédés par âge, par régiment, par grade, ancienneté de service, etc., et d'après le genre de maladie, fera mieux apprécier tout ce qui est relatif à 1840.

Tous ces chiffres rassemblés, divisés, reproduits sous tant de formes, arrivent pourtant à la même conclusion, savoir : qu'une statistique médicale très-exactement faite prouvera incontestablement la valeur d'une doctrine et des résultats de la pratique hospitalière. La supériorité de la proportion des guérisons aux décès et la plus courte durée du traitement des maladies suivies de guérison, quoique très-probantes, le sont moins toutefois que la moyenne de la durée du traitement pendant le dernier séjour d'hôpital des décédés. En effet, plus cette durée sera longue, plus il est certain que les militaires atteints de maladies chroniques ont été retenus à l'hôpital au lieu d'être envoyés dans d'autres hôpitaux ou ailleurs.

* Dans un journal politique, le *Siècle*, du 5 janvier 1841, je trouve ce qui suit : « Pendant le cours de 1840, il a été reçu à l'hôpital Beaujon 4,310 malades dont 482 seulement ont succombé. » Je fais cette citation en raison de l'analogie pour le mouvement et de la différence pour les décès à Metz ; car, dans notre hôpital, le mouvement diffère seulement de 354, tandis que les décès y sont, en moins, de plus des deux tiers.

Ainsi, sur 25 militaires de la 1.re division de fiévreux qui ont reçu des congés de renvoi ou de réforme en 1840, j'en trouve huit qui ont succombé dans ce service : voilà surtout ce qui a contribué à donner une moyenne de 37 jours $^2/_3$ pour la durée du traitement des militaires décédés dans la 1.re division, tandis que cette moyenne a été de 24 jours $^1/_3$ dans la 2.e division. Quelle que soit votre opinion sur ce compte-rendu de mon service, il me sera difficile d'arriver à des résultats plus favorables dans les mêmes circonstances. Leur comparaison avec ceux du docteur Maillot et ceux des professeurs de clinique médicale dans l'hospice civil et militaire de Montpellier, m'a fait reconnaître que l'un de ces professeurs n'en a pas eu et n'en obtiendrait pas d'aussi favorables que mon estimé collègue, dont le tact médical et l'esprit observateur me l'ont fait désigner comme le *Sydenham de Metz* dans un de mes premiers rapports au conseil de santé des armées.

---

## § III. RÉSUMÉ CLINIQUE SUR LES MÉNINGITES ENCÉPHALO-RACHIDIENNES OBSERVÉES PENDANT LE 1.er TRIMESTRE 1840.

Le 28 novembre 1839, apparut le premier cas de l'inflammation cérébro-spinale dont je vais esquisser l'histoire ; elle se reproduisit ensuite sur quelques individus. Mais, du 25 au 30 janvier 1840, quatre militaires des 7.e et 8.e régiments d'artillerie en furent atteints. Trois en moururent ; et, depuis cette époque jusqu'au 25 mars, la maladie se renouvela si souvent avec des formes tellement analogues, sinon identiques, qu'on pourrait la considérer comme une des épidémies les plus meurtrières, si elle n'avait pas sévi sur l'artillerie presque exclusivement, et si les habitants de Metz n'en avaient été préservés. Une inflammation resserrée dans un cercle aussi limité ne peut être considérée comme une épidémie, à moins de donner à ce mot une trop grande extension. Cette question, au reste, n'est que secondaire.

Les symptômes de l'encéphalo-méningite suraiguë diffèrent beaucoup suivant son intensité. On pourrait multiplier ses variétés sur une échelle au bas de laquelle seraient placés les étourdissements, la congestion et la pléthore de l'encéphale, de légères douleurs de tête au-dessus des orbites, dans les régions temporales ou à la nuque, tandis que la privation de la parole et de l'usage des sens, l'obtusivité ou la perte absolue de la sensibilité, la stupeur la plus profonde, seraient mises au sommet. La différence des résultats entre ces deux degrés fut bien grande aussi. Aucun de ceux envoyés à l'hôpital dans le premier cas ne fut jamais dangereusement malade, et ceux de la seconde catégorie qui y furent transportés moururent dans l'espace de quelques heures, comme frappés d'une apoplexie foudroyante. Ce fait est très-remarquable ; il prouve que cette maladie ne tient point à un virus, à un germe qui naît et se développe quoi qu'on fasse, et que l'étiologie seule peut en donner une explication satisfaisante. Si vous prenez en considération la rareté de l'apoplexie chez les jeunes sujets, et ce qui se passait alors chez d'autres militaires de l'artillerie morts, l'un quatre heures, l'autre une demi-heure après leur translation à l'hôpital, vous croirez que ces trois canonniers ont succombé à la même maladie.

Quoi qu'il en soit, voici les symptômes les plus caractéristiques de l'encéphalo-méningite suraiguë observée dans ses nuances les plus graves : décubitus dorsal ou latéral, demi-flexion des membres, stupeur profonde, prostration complète; perte de l'usage des facultés intellectuelles, de la parole, des sens et de la sensibilité; pouls petit, serré, fuyant sous les doigts; pâleur de la langue et de la peau dont la chaleur varie; teinte violacée du visage, avec altération profonde des traits; écume à la bouche; dilatation des pupilles ou de l'une d'elles seulement; insensibilité aussi complète que dans l'asphyxie et l'apoplexie les plus prononcées; respiration stertoreuse et râlante; mort.

Dans une nuance moins promptement funeste, chez ceux qui ont passé de douze à trente heures dans l'hôpital : perte de l'usage des sens et des facultés intellectuelles; injection des conjonctives; excrétion involontaire de l'urine et des matières fécales; vomissements répétés de fluide jaunâtre ou verdâtre; violent délire, cris, vociférations; sortie du lit, si le malade n'y est retenu par des liens et la camisole de force; tête fortement renversée en arrière, contournée latéralement, plus souvent à droite; resserrement convulsif des mâchoires; refus absolu de déglutition, tel que, si le nez est pincé et la boisson introduite dans la bouche à l'aide d'un biberon, le malade la retient pour la rejeter ensuite comme par un acte de volonté réfléchie. Avec un si grand désordre dans les facultés intellectuelles, dans les organes du sentiment et du mouvement, il y a rarement altération de la chaleur cutanée. La circulation s'embarrasse après la respiration, qui devient râlante plus ou moins long-temps avant le décès.

Chez ceux qui ont vécu de deux à cinq jours, les symptômes différaient suivant qu'ils provenaient de l'inflammation ou de l'exsudation qui en est le produit. Le malade, au moment de sa translation à l'hôpital, présentait tous les caractères de la première période d'un violent accès de fièvre : froid intolérable ou frissons, mouvements spasmodiques et convulsifs, angoisses inexprimables; céphalalgie qui occupe toute la tête; pouls petit, serré, déprimé; langue large, humide, anémique. Puis, au bout de quelques heures, réaction fébrile très-prononcée, délire furieux; sueur copieuse, quelquefois bornée au visage et à la poitrine; excrétions involontaires, urine très-ammoniacale; refus des boissons ou soif variable; tête fortement renversée en arrière, inclinée sur une épaule; contraction tétanique des muscles du cou; cris perçants quand on remue le malade, mais surtout la tête, le dos ou les membres pelviens; altération de plus en plus prononcée du visage, bouleversé par les mouvements convulsifs; déglutition tout à fait impossible, râle des agonisants et mort.

De tous les malades qui ont offert les symptômes ci-dessus, lors de leur translation à l'hôpital, aucun n'a survécu. Parmi ceux dont les symptômes étaient moins alarmants, voici ce qu'ils ont offert de plus remarquable : cessation des cris et des vociférations, ou de l'assoupissement et du coma, ou l'un ou l'autre de ces états alternant avec un sommeil plus ou moins calme; cessation des vomissements, des excrétions involontaires. Le pouls se développe, devient fréquent et tendu; la peau chaude, halitueuse, sudorale ou couverte de sueur sur le visage et sur le haut de la poitrine. La langue devient desséchée, râpeuse, se couvrant parfois, ainsi que les dents, d'un enduit fuligineux. Le malade reste endormi ou assoupi ; ses excrétions cessent d'être involontaires ; il demande l'urinal avant de pisser dans son lit, ou bien il soulève machinalement son drap : ceci est un indice du retour des sensations et des premiers actes de volonté. Alors la constipation nécessite l'emploi des lavements. Les yeux sont hagards, l'air stupide comme dans la folie ou l'idiotisme ; il y a dureté d'oreilles, à moins qu'une crise heureusement amenée ne brusque la résolution. C'est le seul cas où la résolution soit aussi prompte que parfaite. Chez quelques malades, il fut impossible pendant huit à dix jours de savoir si la résolution s'achèverait, ou si la maladie passerait à l'état chronique et serait suivie d'un épanchement ventriculaire. Dans ce cas, les convulsions, les cris, le délire cessent aussi ; mais le sommeil ou plutôt l'assoupissement se prolonge au lieu de discontinuer ; l'appétit ne revient pas ; le malade est étranger à ce qui l'environne ; il accuse dans la tête une douleur habituelle, plus ou moins vive. L'émaciation fait des progrès rapides ; la constipation persiste ou alterne avec la diarrhée ; les vomissements reparaissent sans effort, et comme par régurgitation. Le malade ne s'en plaint même pas ; il ne fait aucune réclamation, ne demande aucun secours. Il vomit d'abord ses potages, son bouillon, puis les boissons, et enfin un liquide jaunâtre ou verdâtre, quand l'estomac ne supporte plus ni aliment ni médicament. Il est gisant sur le dos, assoupi ou dans le coma le plus profond, et il tombe dans l'idiotisme ; des escarres gangréneuses surviennent au niveau du sacrum et des trochanters. Le marasme arrive promptement au dernier terme, et la mort après l'épuisement absolu des facultés physiques et morales, à moins d'une recrudescence qui accélère l'épanchement et précipite la catastrophe. Parmi ceux en très-petit nombre dont l'encéphalo-méningite suraiguë a été suivie de résolution complète, les progrès de la convalescence furent insensibles, imperceptibles d'abord, toujours lents jusqu'à la fin, à deux exceptions près.

Lorsque, par les heureux efforts de l'art, ou mieux par les efforts heureusement combinés de la nature et de l'art, la maladie tend à se terminer par résolution, on voit disparaître les fâcheux symptômes ci-dessus : la sortie du lit, les convulsions, les excrétions involontaires. Le pouls devient ample, plein ; la peau chaude, vaporeuse. Les douleurs intolérables dans la tête et dans le dos font place à une céphalalgie sourde, obtuse, à une douleur de même nature dans le dos, telle que le malade demande du délai et à agir seul pour se tourner d'un côté sur l'autre, plutôt que de se laisser déplacer. L'appétit se manifeste tardivement. Une augmentation d'aliments inopportune ou prématurée occasionne facilement une exacerbation fébrile, un retour inquiétant de céphalalgie, de pesanteur et d'embarras dans la tête. La dureté de l'ouïe se prolonge beaucoup ou ne disparaît pas. La manifestation d'un phlegmon, de plusieurs furoncles, et surtout d'une éruption pustuleuse sur le ventre, sur les côtés ou sur le visage, est du plus heureux augure. Dans cette maladie comme dans toutes celles qui occasionnent une grande perturbation dans l'économie, la première moitié de la convalescence exige des soins journaliers. La consolidation du rétablissement est toujours très-longue, très-difficile, si ce n'est dans ceux où la résolution a été si promptement obtenue, qu'elle pourrait être considérée comme terminaison par délitescence.

Il me serait facile de faire ressortir les symptômes propres des symptômes différentiels de cette maladie, de vous présenter séparément les symptômes locaux, primitifs, et les symptômes consécutifs, généraux ou sympathiques, comme aussi de vous parler de ses terminaisons. Je préfère en faire mention à l'occasion de la thérapeutique. Quant à ses terminaisons, celle par délitescence fut constante dans tous les cas peu graves, dans ceux où il n'y eut point de perturbation violente dans les fonctions de l'encéphale et de ses annexes. Dans ces derniers cas, la terminaison par résolution fut bien moins fréquente que celle par suppuration, et celles par injection fortement prononcée des tissus enflammés ou par épanchement de sérosité dans les ventricules se compensent à peu près. Enfin les terminaisons par induration, gangrène, etc., ne furent point observées; mais ceci rentre dans l'anatomie pathologique dont je vais parler.

Un des plus beaux résultats des grands travaux de la médecine et des découvertes en anatomie pathologique est d'avoir mis en évidence les rapports de cette science avec la symptomatologie dans les phlegmasies. Ceci est plus frappant encore à l'égard de l'encéphalo-méningite. Toujours des symptômes d'une analogie remarquable, sinon tout à fait semblables; des altérations pathologiques de même nature, sinon identiques. La maladie avait des traits si caractéristiques, qu'il suffisait de l'avoir vue une fois pour la reconnaître partout, pour signaler les traces de son passage. D'un autre côté, en voyant les altérations pathologiques, il était facile de dire quels symptômes avaient existé pendant la vie

Les rapports intimes, la liaison parfaite de la symptomatologie avec l'anatomie pathologique faisaient bien connaître la nature de la maladie, son caractère inflammatoire, sans pouvoir en indiquer les causes ni le remède. Ce qui précède doit l'avoir fait penser, et ce qui suit en convaincra.

Chez les individus morts dans les six premières heures après leur entrée à l'hôpital, nous avons trouvé une injection considérable de la pie-mère, de la surface et de l'intérieur du cerveau, avec un fluide analogue au mucilage de gomme adragant, dans les ventricules cérébraux.

A une époque un peu plus avancée, une exsudation plastique fort analogue, pour la couleur et la consistance, à la couenne jaunâtre formée sur le caillot de certaines saignées, suivait le trajet et les contours des plus gros vaisseaux sanguins à travers lesquels elle paraissait avoir transsudé. Dans ce cas, on rencontrait une ou deux gouttelettes de pus dans les ventricules, plus souvent sur des points divers de la base de l'encéphale, autour du mésolobe, ou entre le cerveau et le cervelet, entre celui-ci et la moelle allongée, ou entre les hémisphères du cerveau et ceux du cervelet.

A une époque encore plus avancée, quand le malade succombait au bout de deux à trois jours et plus, j'ai constamment reconnu soit une couche de pus et de sérosité entre la pie-mère et la portion correspondante de l'encéphale, soit une couenne jaunâtre, plastique, semblable à la couenne sus-mentionnée, aux concrétions fibrineuses trouvées dans le cœur, et une couche de pus épais, crémeux, parfaitement lié, à la base du cerveau, à l'origine des nerfs, autour de la glande pituitaire du mésocéphale, entre les hémisphères cérébraux et ceux du cervelet, entre celui-ci et la moelle allongée où il était amassé comme dans une poche, et enfin tout le long de la moelle épinière, depuis son origine jusqu'à son passage par les trous sacrés. Cette couche existait surtout à la face posté-

14

rieure de la moelle, entre elle et la pie-mère. Sa transparence et sa ténuité permettaient de faire couler le pus de haut en bas ou de bas en haut, suivant le sens dans lequel la lame du scalpel passait à sa surface. Chez plusieurs sujets, la collection purulente était rare ou peu abondante dans la région cervicale, et en grande quantité dans la région lombaire. Dans ces cas-là, les ventricules latéraux contenaient soit une sérosité purulente, comme du petit-lait trouble, ou plus souvent une demi-cuillerée à café de pus à la partie postérieure de chaque ventricule au-devant ou sur les côtés, avec un ramollissement notable de leurs parois. Ce pus était d'un jaune verdâtre, consistant, comme celui que l'on trouve dans les poumons tuberculeux.

Telle fut l'altération pathologique la plus constante de l'encéphalo-méningite suraiguë sur plus des deux tiers de ceux qui en moururent. L'un des derniers décédés en offrit un exemple si remarquable, que son cerveau et sa moelle épinière ont été préparés et sont conservés dans le cabinet d'anatomie pathologique de notre hôpital, malgré les altérations et la dissolution du pus par l'alcool.

Indépendamment des lésions pathologiques constantes de la pie-mère, du cerveau et de la moelle épinière, des recherches anatomiques ultérieures ou des circonstances fortuites en firent découvrir d'autres.

Les poumons étaient libres de toute adhérence, soyeux, crépitants, dans leurs deux vastes cavités thoraciques ; les sujets étant, comme vous le savez, d'une très-forte constitution. Le cœur était volumineux, plein de sang coagulé et de concrétions fibrineuses. Trois fois une couche de pus de 60 à 80 grammes fut trouvée entre le péricarde et le cœur. Chez deux autres sujets laissés pour des études anatomiques, les articulations scapulo-humérales étaient remplies de pus, et chez un militaire du 6.e de ligne, le genou qui avait été douloureux, à la suite de violents exercices gymnastiques, se présenta plein de pus. Chez trois autres sujets, cinq à huit lombrics étaient dispersés dans l'iléon ou pelotonnés dans le cœcum. L'estomac a bien rarement offert une altération notable de texture ou de couleur, si ce n'est dans un cas où cet organe parut diffluent, excessivement ramolli, chez un sujet mort au bout d'un mois par l'effet d'un épanchement de quatre à cinq cuillerées de sérosité dans les ventricules du cerveau et du cervelet. Un épanchement analogue fut trouvé sur deux autres cadavres d'individus morts d'inflammation consécutive du cerveau, avec ramollissement bien prononcé des parois des ventricules.

Chez tous ceux qui sont morts au bout de quelques heures ou de trois à cinq jours, des matières consistantes ou moulées dans l'iléon et le colon attestaient, ainsi que l'embonpoint des sujets, qu'ils avaient été frappés à l'improviste, dans la jouissance d'une parfaite santé; circonstance qui coïncidait parfaitement avec les renseignements constatant que bien peu d'entre eux avaient commis des excès. La vigoureuse constitution des militaires qui en furent atteints, la violence du mal qui les tuait en si peu de temps, me suggéraient mille conjectures sur les causes d'une maladie si funeste, si parfaitement caractérisée par la symptomatologie et l'anatomie pathologique, et qui était inconnue, parce que l'étiologie, dont nous allons parler, n'en était point appréciée.

Les troubles fonctionnels observés pendant la vie, les lésions pathologiques constatées après la mort, avaient une valeur trop réelle, des rapports trop intimes, une signification trop positive pour laisser le moindre doute sur le caractère éminemment inflammatoire de la maladie qui nous occupe. Les symptômes idiopathiques et sympathiques, l'injection et l'arborisation sanguines de la pie-mère et de l'encéphale, l'exsudation fibrineuse, la couche de pus entre la pie-mère et la moelle épinière, entre la pie-mère et le cerveau, et dans ses cavités, conduisaient, par la double voie de la synthèse et de l'analyse, à la connaissance de cette encéphalo-méningite rachidienne. Mais à côté de cette vérité d'observation, il s'en trouvait une autre bien fâcheuse, celle de l'impuissance trop souvent constatée de la thérapeutique. C'est un fait contradictoire de cette proposition : *qui sufficit ad cognoscendum morbum, sufficit ad curandum,* dont la justesse est presque toujours vérifiée. L'impuissance ou du moins l'incertitude de la thérapeutique attira toute mon attention sur la recherche des moyens préservatifs et des causes sous l'influence desquelles elle se développait d'une manière si souvent funeste. L'événement justifia mes prévisions. Mon but fut atteint quand j'eus reconnu que cette inflammation violente était produite par un empoisonnement miasmatique, et vous partagerez cette opinion, je l'espère.

Le titre de ce mémoire nécessite une première remarque sur la période *du* 25 *janvier au* 25 *mars* 1840, pendant laquelle la méningite encéphalo-rachidienne fut si fréquente. Les quatre cas observés du 25 au 30 janvier avaient une gravité et des caractères si frappants que j'ai dû, comme je l'ai fait, en informer immédiatement M. le sous-intendant chargé de la surveillance administrative de l'hôpital, pour mettre l'autorité militaire en position de provoquer, si elle le jugeait convenable, des mesures propres à empêcher la terminaison si souvent fatale de cette maladie ou à en prévenir le retour. De nouveaux cas s'étant offerts, j'appelai en consultation, le 10 février suivant, les docteurs Hénot, chirurgien en chef, Maillot, médecin-professeur, Baffos et Brée, chirurgiens-majors des 7.e et 8.e régiments d'artillerie. Le résultat de cette conférence, comme des conseils demandés ultérieurement à la Société des sciences médicales de la Moselle, qui venait de m'honorer de ses suffrages, fut de me convaincre que mes efforts pour découvrir des agents thérapeutiques plus puissants seraient nuls ou incomplets, et qu'il serait plus facile, infiniment plus avantageux de prévenir une si funeste maladie que d'en obtenir la guérison, quand elle est confirmée. Pour arriver à ce but, dans l'impossibilité où j'étais d'obtenir des renseignements des malades en délire, ni de ceux qui les transportaient à l'hôpital, c'était, à mon avis, sur les lieux mêmes où la maladie frappait si soudainement, et auprès de témoins oculaires, qu'il fallait les chercher.

En conséquence, je convoquai les docteurs Baffos et Brée, dans l'espoir d'obtenir des renseignements moins vagues, et surtout pour aller avec eux dans les casernes examiner les localités, et prendre tous les renseignements tirés de la visite des lieux et des hommes. Le docteur Brée m'objecta que ces investigations auraient une influence défavorable sur le moral des soldats, sans atteindre leur but. Toutes spécieuses qu'elles furent, ces objections m'arrêtèrent.

Ces détails ne sont point superflus; ils sont indispensables pour prouver que j'avais raison de chercher les causes d'une maladie si grave, et que je n'étais point un observateur insouciant sur le sort de ses victimes.

Plus tard, une commission instituée par ordre de M. le Lieutenant-Général, en vertu d'une dépêche de M. le Ministre de la guerre, en date du 20 mars 1840, eut pour mission de procéder avec beaucoup de soin à la visite des casernes et de leurs alentours, à l'enquête et aux investigations nécessaires pour arriver à la découverte des causes d'une maladie dont les caractères étaient bien connus, pour en atténuer ou en annihiler les fâcheux effets. Les instructions de cette lettre, témoignage authentique de la haute sollicitude de M. le Ministre et de l'administration de la guerre pour la santé de l'armée, indiquaient la marche à suivre et les renseignements à fournir. Elle était exclusivement hygiénique, et je dois exprimer ma reconnaissance pour la confiance dont je fus honoré, en voyant que l'hôpital et le traitement d'une aussi funeste maladie avaient été si soigneusement mis hors de cause et de l'enquête. Loin de m'en prévaloir, j'envisageai de plus près toute ma responsabilité, et la nécessité de la justifier par de nouveaux et plus heureux efforts.

Dans ces dispositions, avec la ferme résolution de mettre en commun tout ce qui me semblait utile, je pris part aux travaux de la commission, dans la pensée qu'elle répondrait aux questions qui lui étaient posées. Il en fut autrement. On y fit entrer le dénombrement des malades atteints de méningite encéphalo-rachidienne, qui n'était point demandé. J'ai reconnu mille fois les avantages d'un calcul exact appliqué à la médecine, et dans ce cas-ci plus que jamais; car si j'avais donné une statistique fausse dans mes rapports au conseil de santé des armées, mon erreur aurait été dévoilée par le travail de la commission.

Quelques-uns de mes confrères soutinrent que cette mortalité n'avait rien d'extraordinaire ; qu'elle avait été plus forte en août, septembre et octobre 1838* ; qu'il ne fallait pas s'en préoccuper autant, puisque, après tout, quatre hommes seulement en étaient morts en janvier 1840. Je ne pus laisser passer cette inexactitude numérique. Je me vis obligé de faire connaître le nom, l'âge, etc., d'un cinquième décédé. On prétendit que ce militaire n'étant pas de l'artillerie, il n'y avait pas lieu à en faire mention. Heureusement un membre de la commission, M. Savart, lieutenant-colonel du génie, insista pour que cette rectification fût faite au projet de rapport, d'autant que la disposition des chambres de la caserne Coislin où logeait le 16.e de ligne, ressemblait beaucoup à celle du quartier Chambière. Ce fut un trait de lumière pour moi.

La commission ayant terminé son travail et la séance étant levée, je me rendis en toute hâte chez le docteur Biard **, chirurgien-major du 16.e de ligne, qui voulut bien m'accompagner au quartier Coislin, dans la chambre où couchait le caporal E..... avant son transport et son décès à l'hôpital, le 2 janvier 1840. Là, j'acquis la conviction que le manque presque absolu de renouvellement d'air et les émanations pulmonaires, cutanées et autres, de 14 à 18 hommes couchés sur des lits très-bas, dans une chambre de 7 à 8 mètres de long sur 6 ou 7 mètres de large, dont la seule porte d'entrée par

* Pendant ces trois mois, il y eut effectivement 57 décès. On en compta 45 dans les quatre derniers mois de 1839, et 42 dans le premier trimestre de 1840.

** Cet estimable confrère a été enlevé depuis par une mort prématurée, emportant avec lui les regrets des officiers et des soldats du régiment dans lequel il servait avec distinction.

le palier est placée auprès d'une seule fenêtre de 2 mètres ou $1^m,80$ sur $1^m,30$, dont l'appui est à $0^m,80$ ou $0^m,90$ au-dessus du plancher, étaient cause de l'empoisonnement miasmatique dont 26 militaires avaient été victimes en quatre mois.

Telle est ma conviction, et voici les faits, les chiffres et les raisonnements que j'apporte à l'appui, pour vous la faire partager.

Dans la visite de la commission au quartier Chambière, occupé par les deux régiments d'artillerie, je fus frappé de la disposition insalubre mentionnée ci-dessus. Les chambres, à dire vrai, ont une cheminée vis-à-vis de la fenêtre, mais son manteau est à $1^m,30$ ou $1^m,40$ au-dessus du plancher, bien plus haut que l'appui de la fenêtre, et la gorge de cette cheminée est fermée par un tiroir qui glisse dans une coulisse située sous son manteau. Enfin, par un surcroît de précaution funeste, d'une analogie frappante avec celle de ceux qui veulent se suicider par asphyxie, la porte de plusieurs chambres est garnie d'une bande ou lanière de paille tressée, pour compléter le manque absolu de renouvellement d'air. A tous ces faits ajoutez la considération des longues nuits d'hiver, pendant lesquelles ces malheureux étaient enfermés douze à treize heures consécutives. D'autres circonstances particulières aux militaires de l'artillerie qui ont fourni presque tous les décès doivent encore être signalées. Ce sont des hommes d'une taille élevée, $1^m,70$ à $1^m,85$, d'une vigoureuse constitution, à larges épaules, à poitrine bien ample, à membres fortement musclés. Ce sont de grands consommateurs d'oxigène, d'air vital, des fabricants très-actifs de gaz acide carbonique, hydrogène sulfuré et autres, qui vicient et empoisonnent toute une chambre, quand il n'y a ni renouvellement ni courant d'air.

Les harnais des chevaux, les cuirs des pantalons, les produits de l'expèctoration, et surtout ceux d'une salivation incessamment renouvelée par l'habitude de fumer, et d'autres excrétions, sont encore des causes très-puissantes d'insalubrité.

Vous qui avez mesuré la quantité d'air nécessaire à chaque individu, et décidé qu'une chambre de $8^m,33$ de long sur $7^m,80$ de large et $3^m,75$ de haut, contenant 212 mètres cubes d'air, devait loger 18 hommes, vous avez oublié sans doute que ces hommes, leurs lits, leurs munitions, leurs armes, les harnais, etc., n'entrent pas dans cette chambre sans déplacer un égal volume d'air, ce qui fait une perte considérable; vous avez oublié que la consommation d'air varie d'un individu à l'autre, et que les plus robustes en consomment davantage.

Ces considérations m'avaient frappé dès ma première visite dans le quartier Chambière, où des chambres étaient entièrement occupées, et dont les murs et les planchers étaient fort sales. J'en induisais qu'il fallait les évacuer, pour gratter les murs et les blanchir à la chaux. Une autre considération ressortit encore du tableau récapitulatif par régiment des hommes morts de méningite encéphalo-rachidienne. Il y avait treize décès dans le 7.e régiment d'artillerie, arrivé depuis quelques mois de Bourges, où il avait beaucoup souffert de fièvres intermittentes. Ce régiment, comme dernier venu, occupe la portion réputée la moins salubre du quartier. Le train d'artillerie et le 3.c bataillon du 6.e de ligne, logés dans la caserne de cavalerie du Fort-Moselle, occupent des chambres insalubres comme celles dont vous connaissez la disposition; tandis que la caserne d'infanterie située tout à côté, dans laquelle il y a deux bataillons du 6.e d'infanterie, n'a pas fourni de malades, les chambres ayant deux fenêtres opposées très-favorables à la circulation et au renouvellement de l'air. Un fait encore plus probant, c'est que le 3.e régiment du génie, logé en majeure partie dans deux casernes sur l'Esplanade, qui seront démolies après l'achèvement des nouvelles casernes, n'a pas fourni un seul cas d'encéphalo-méningite suraiguë. Cela m'a fait visiter en détail ces deux casernes. Leurs conditions hygiéniques sont plus satisfaisantes. Dans l'étage le plus élevé de la plus grande, le plancher supérieur, situé presque sous le toit, formé de planches mal jointes, est tellement bas qu'un homme de taille moyenne est obligé de s'incliner pour ne pas heurter les poutres de traverse. Mais ces chambres, qui n'ont pas 2 mètres et demi de haut, sont percées de fenêtres opposées, sans compter les ouvertures provenant de la dégradation du bâtiment; et, à cause de cela sans doute, elles n'ont fourni aucun cas d'encéphalo-méningite suraiguë. La caserne de la Basse-Seille, où loge le surplus du 3.e régiment du génie, a les mêmes dispositions.

Si vous exigez d'autres preuves, rentrons dans les chambres dont la petite fenêtre et la gorge de la cheminée sont bien fermées, dont la porte est close, ou dans celles un peu plus grandes, avec deux fenêtres voisines. Voyez ces 12 à 20 hommes couchés tout près les uns des autres, à moins de $0^m,35$ à $0^m,40$ au-dessus du sol, bien au-dessous de l'appui de la fenêtre et de la gorge de la cheminée; voyez-les s'endormir joyeusement dans les conditions et la jouissance d'une santé parfaite, et respirer vingt fois par minute. Croyez-vous qu'ils n'auront pas bientôt consommé tout l'air vital de cette chambre; que l'air expulsé de leurs vastes poumons ne couvrira pas bientôt tout le plancher pour s'élever ensuite bien au-dessus d'eux, faute d'ouverture pour en faciliter l'écoulement extérieur. Tous sommeillent, et l'air méphitique s'entasse couche par couche, sans déplacement, jusqu'au lendemain. Alors quelques-uns se réveillent avec des étourdissements, des pesanteurs de tête qu'ils ne savent à quoi attribuer. Ils n'en soupçonnent pas même la cause. Cédant à l'instinct plus qu'à la réflexion, ils s'empressent de sortir ou d'ouvrir les fenêtres pour respirer un air plus pur. Ceux qui, par prudence ou par de justes appréhensions, furent envoyés à l'hôpital, se rétablirent très-vite et à l'aide de moyens bien simples. Mais ceux qui n'en tinrent pas compte, ou que le chirurgien-major n'envoya pas à l'hôpital, payèrent de leur vie l'imprudence de s'exposer ultérieurement à cet empoisonnement miasmatique. C'est absolument comme l'ivrogne qui a fait impunément un ou deux excès d'eau-de-vie : il meurt au troisième, parce qu'il est trop rapproché du précédent, ou parce qu'il était moins heureusement disposé. C'est comme le chien rappelé à la vie, après être resté six minutes plongé dans l'eau : il n'en revient plus, si vous l'y remettez au bout de deux à trois heures, pendant quatre ou cinq minutes seulement. A la vue de ces hommes profondément endormis à 35 ou 40 centimètres au-dessus du sol, et bien plus au-dessous de l'appui de la fenêtre et de la gorge de la cheminée, ne vous rappelez-vous pas la *grotte du Chien*, dans laquelle est asphyxié tout animal qui s'y tient à telle hauteur, tandis que celui qui s'y trouve à une élévation d'un demi-mètre et plus peut y respirer.

Maintenant l'étiologie de l'encéphalo-méningite suraiguë doit vous paraître aussi évidente que sa symptomatologie et ses altérations pathologiques. Vous savez comme la respiration et la circulation sont intimement unies ; que l'inspiration de gaz délétères, miasmatiques, altère le sang avec lequel ces gaz sont en contact et dans une combinaison intime; que ce sang impur irrite, enflamme très-promptement l'arachnoïde et la surface de l'encéphale; inflammation qui n'affecte pas cette séreuse seulement, car, dans plusieurs cas, le péricarde et les capsules articulaires contenaient du pus. Le méphitisme d'un air vicié par des hommes rassemblés dans un lieu où il ne se renouvelle pas, se développe aussi chez les animaux placés dans les mêmes conditions. Les journaux nous ont appris et le docteur Boudin m'a confirmé que des mulets et autres bestiaux transportés de France en Afrique au fond de navires où l'air ne circulait pas, moururent dans la traversée, et que d'autres périrent après le débarquement. Si l'empoisonnement miasmatique n'avait pas porté de funestes atteintes aux viscères de ces animaux, la respiration d'un air plus pur aurait suffi à leur rétablissement. Il n'en fut point ainsi, et tout ce qui précède nous en donne l'explication.

Si le temps et les limites de ce mémoire me permettaient de passer à d'autres considérations moins directement liées à mon sujet, je prouverais que certaines fièvres dites pernicieuses sont aussi produites par l'absorption pulmonaire de gaz méphitiques; que la funeste influence des marais Pontins et autres est bien plus active pendant le sommeil que pendant la veille. En m'appuyant des cas de fièvre typhoïde des automnes de 1839 et 1840, je montrerais pourquoi elle apparut alors, et l'encéphalo-méningite suraiguë plus tard; pourquoi l'une et l'autre n'apparaîtront pas ou plus rarement, si les soldats passent de longs jours pour le service et les exercices militaires, et des nuits bien courtes dans des casernes dont les portes et les fenêtres ne sont point aussi long-temps fermées.

Si l'on m'objecte que la maladie ne s'est point manifestée,

du moins aussi fréquemment, dans les hivers précédents, je répondrais que la température excessivement douce de l'hiver de 1839-1840 peut en fournir l'explication. J'aurais à prouver, l'histoire à la main, en m'appuyant sur des documents authentiques et sur l'imposante autorité des médecins les plus justement célèbres, que les encombrements de troupes ont constamment fait naître le typhus, les fièvres typhoïdes, la dyssenterie et autres maladies si meurtrières dans les armées. Je l'ai constaté à Calais, dans un mémoire publié dans le tome IX, n.° 109 du *Journal universel et hebdomadaire de Médecine et de Chirurgie pratiques,* sur une fièvre typhoïde de l'hiver de 1831 à 1832, époque à laquelle une armée était rassemblée dans la 16.e division militaire. Ce n'est pas seulement parmi les malades confiés à mes soins que la mortalité faisait des victimes. Je dis, page 35, qu'à en croire des journaux politiques de cette époque, le 12.e régiment en garnison à Valenciennes aurait perdu jusqu'à 200 hommes dans ses bataillons de guerre. Ce fait n'est que la confirmation de mille autres. Si vous ouvrez l'histoire médicale des armées, vous y trouverez partout leur état sanitaire satisfaisant, tant qu'elles sont en marche et en campagne ; tandis que les épidémies les plus graves se développent, quand elles sont sur pied de rassemblement ou dans des cantonnements trop resserrés. Vous ne pouvez avoir oublié les typhus de Mayence et de Dantzick, ainsi que les typhus et les fièvres typhoïdes qui moissonnèrent tant de soldats et d'habitants à Strasbourg, à Metz et dans d'autres villes, pendant les hivers de 1812 à 1814, après nos désastres de Russie et d'Allemagne*. Ceci n'est que la répétition de ce que vingt médecins

* On lit dans le *Recueil des Mémoires de Médecine*, *de Chirurgie et*

ont écrit; mais ils n'ont pas eu le bonheur de montrer la marche de l'empoisonnement miasmatique, passant par les poumons et laissant ses traces sur la moelle épinière, sur le cerveau et dans ses cavités. La symptomatologie et l'anatomie pathologique ont rempli leur tâche en signalant les phénomènes et les effets de cette violente inflammation; la physiologie et la chimie rempliront la leur en saisissant les miasmes qui pénètrent dans les poumons, enflamment ou vicient le sang, en signalant son action consécutive sur l'arachnoïde et l'encéphale.

Je ne puis laisser un sujet aussi important sans mentionner au moins un fait de contre-épreuve. J'ai été chirurgien-médecin de l'hôpital civil et militaire de Neufbrisach de 1820 à 1827. Pendant près de deux ans, je n'y ai pas eu un seul décès, et pendant tout mon séjour, je n'y ai pas reconnu une seule arachnoïdite encéphalo-rachidienne suraiguë de la nature de celles qui ont tué 26 hommes à Metz, en quatre mois. Et pourtant, j'ai vu successivement, ou à la fois, de l'infanterie et de la cavalerie dans la petite place modèle. D'où cela vient-il? c'est que la garnison s'y trouvait au large dans de grandes casernes. Oh! combien de faits, de chiffres et de raisonnements j'aurais à vous faire passer en revue, si le temps et la place me le permettaient. Cette question n'est qu'effleurée; mais elle est d'une haute importance: elle touche aux intérêts les plus vivaces de l'armée.

Au résumé, les empoisonnements miasmatiques par l'ap-

*de Pharmacie militaires*, t. XXII, p. 173, que 2,365 malades sont morts à l'hôpital militaire de Metz pendant le mois de février 1814.

pareil respiratoire sont aussi funestes, aussi nombreux peut-être que ceux par les substances ingérées dans l'estomac. Ceux-ci sont bien connus, ou ont été étudiés avec beaucoup de succès par les toxicologistes ; ceux-là sont tout aussi dignes de leurs profondes méditations et de leurs admirables recherches. Ils pourraient nous faire connaître :

1.° Une asphyxie immédiate par certains gaz méphitiques ;

2.° Une asphyxie en quelques minutes par vapeur de charbon, défaut d'air respiratoire, etc ;

3.° Des inflammations suraiguës des membranes séreuses, de l'encéphale surtout, produites en quelques heures par les gaz développés par des hommes rassemblés plusieurs heures de suite dans un lieu où l'air ne circule et ne se renouvelle pas ;

4.° Des typhus, le choléra, etc., produits par des émanations miasmatiques inappréciées jusqu'ici, par l'effet d'une altération notable du sang dans l'appareil respiratoire ;

5.° Les phlègmasies diffuses (fièvres) typhoïdes pour la production desquelles l'empoisonnement miasmatique est d'une moindre intensité, mais d'une action plus soutenue, plus long-temps prolongée ;

6.° Les fièvres intermittentes pernicieuses, insidieuses et autres dont plusieurs sont évidemment produites par des émanations miasmatiques qui pénètrent dans l'économie par l'appareil respiratoire, etc., etc.

Indépendamment du 7.e d'artillerie qui compte le plus de décès, dans la partie la plus insalubre du quartier Chambière, d'autres militaires furent frappés dans des chambres où l'air circule, se renouvelle aussi difficilement. Par contre, il n'y a pas eu de victimes dans les casernes du régiment du génie, ni dans celle d'infanterie du Fort-Moselle, occupée par deux bataillons du 6.e de ligne*; pas un officier et probablement pas un habitant de Metz n'en ont été atteints. D'après tout cela, peut-on dire que les causes signalées ci-dessus ne sont pas celles de la maladie en question? L'occasion se renouvellera de voir d'autres arachnoïdites encéphalo-rachidiennes suraiguës comme de nouveaux empoisonnements par l'arsenic, et l'on dira, à la vue des malades, d'où ils viennent, comme on peut, à l'aspect des cadavres, dire quels symptômes ils ont offerts **.

J'ai beaucoup insisté, comme je le devais, sur l'action des causes occasionnelles de la maladie qui nous occupe. L'examen des prédispositions me fournirait encore des preuves à l'appui; mais je passe outre pour répondre seulement à deux objections possibles. Pourquoi tous les hommes d'une même chambrée ne ressentent-ils pas également la funeste influence de l'empoisonnement miasmatique? Ceci est plus spécieux que fondé. J'y répondrai quand on m'aura dit pourquoi de deux individus empoisonnés de la même manière, l'un meurt et l'autre se rétablit? pourquoi de deux militaires frappés d'apoplexie par ivresse, pour avoir bu, l'un un demi-litre, l'autre un litre d'eau-de-vie, comme je l'ai publié dans le *Journal universel des Sciences médicales* de février 1826, le premier fut-il en plus grand danger que le second? pour-

* Un cas exceptionnel s'est offert le 19 avril, mais il n'infirme point ma proposition.

** Elles ont effectivement reparu en février et mars 1841, mais en bien plus petit nombre, les circonstances hygiéniques étant plus favorables. Cette funeste maladie faisait alors de nombreuses victimes à Strasbourg, à Brest, à Lorient, et dans plusieurs autres villes de France.

quoi de deux individus blessés d'un coup d'épée dans l'abdomen, celui qui a été le plus légèrement atteint meurt-il en 24 ou 48 heures, tandis que l'autre s'en ressent à peine, se rétablit en quelques jours ? pourquoi sur vingt hommes qui se baignent en même temps, quinze s'en trouvent-ils fort bien, tandis qu'un autre en éprouve une indigestion, un autre un violent rhumatisme, un autre une bronchite, un autre une péritonite, etc. ? Ne remontons point aux causes premières, sinon je vous demanderais pourquoi le cerveau digère-t-il la sensation avec la rapidité de l'éclair ? pourquoi le poumon digère-t-il l'air en quelques secondes ? pourquoi l'estomac digère-t-il l'aliment en deux ou trois heures ? pourquoi l'utérus digère-t-il les matériaux de la conception en neuf mois, dans l'espèce humaine ? pourquoi la première et la dernière de ces digestions ont-elles une durée presque invariable, tandis que la durée des digestions pulmonaire et stomacale varie beaucoup ?

Les conclusions de tout ceci conduisent à l'indication et à l'application immédiates des mesures d'hygiène susceptibles de prévenir la maladie qui nous occupe ; et comme ceci rentre dans le traitement préservatif, ce sera l'objet du dernier paragraphe de ce mémoire.

La médecine en général, et celle de l'armée en particulier, embrasse deux sciences, l'*hygiène* et la *thérapeutique*, intimement unies l'une à l'autre, quoique très-distinctes cependant ; sciences que l'on pourrait résumer en deux mots : *prévenir* et *guérir*, l'exercice de l'une étant plus spécialement confié aux chirurgiens des régiments, et celui de l'autre aux médecins des hôpitaux.

Cette réflexion s'est reproduite à ma pensée dans l'étude que j'ai dû faire de la maladie en question, et des moyens préservatifs et curatifs à lui opposer. Le raisonnement et l'expérience m'ayant prouvé qu'il y aurait peu de succès, des résultats incomplets, contestables, à espérer de l'emploi d'agents thérapeutiques variés, même très-énergiques, j'ai dû diriger mes recherches sur ses causes et ses moyens préservatifs. Ceux-ci se présentent naturellement aussitôt après la découverte de celle-là. Je commencerai par eux l'exposition de ce que j'ai réservé pour le traitement : A préservatif; B curatif; C pour le traitement de la convalescence de l'encéphalo-méningite suraiguë.

A. Cette maladie étant occasionnée par un empoisonnement miasmatique provenant des gaz acide carbonique, hydrogène sulfuré et autres plus pesants que l'air atmosphérique, fournis par des hommes entassés dans des chambres où l'air, dans le calme de la nuit, ne se renouvelle et ne circule pas suffisamment, c'est là que doivent porter, comme vous l'avez pressenti, l'indication et l'adoption des mesures capables de faire cesser d'aussi fâcheux résultats.

Ces mesures sont presque indiquées dans la dépêche ministérielle dont j'ai parlé précédemment. Les voici :

1.° Diminuer de moitié ou d'un tiers, pour un temps donné, le nombre d'hommes couchés dans les chambres où la porte et la fenêtre sont auprès l'une de l'autre, où il n'y a ni fenêtres ni portes opposées. Faire gratter ou laver à la chaux les murs de toute salle qui en a besoin. Recommander aux hommes de fumer et cracher le moins possible dans ces chambres. Chaque matin, faire remplir d'eau fraîche les baquets placés au bas des escaliers pour les besoins de la nuit, et les y laisser jusqu'au soir. En hiver, il serait préférable, à mon avis, de placer un baquet au milieu de la chambre, comme dans beaucoup de salles militaires d'hospices civils. Et si l'on dispensait du nettoyage et de l'entretien des baquets ceux qui passent cinq nuits et plus sans s'en servir, le nombre des hommes qui ont contracté la mauvaise habitude de satisfaire ce besoin pendant la nuit diminuerait beaucoup, j'en ai la conviction.

2.° Envoyer de suite à l'hôpital ceux qui éprouvent des maux de tête, des étourdissements, des congestions et irritations cérébrales à leur réveil surtout. Faire cesser immédiatement tout service ou exercice à ceux qui viennent de faire une chute de cheval, au gymnase ou autrement, et d'où résulte toujours une commotion générale qui exige au moins un repos de plusieurs heures.

3.° Pratiquer le plus tôt possible, au niveau des planchers, deux ou quatre ventilateurs opposés, suivant que les chambres sont pour 10 ou 20 hommes, et suivant leur plus ou moins d'insalubrité. Laisser ces ventilateurs constamment ouverts, quand la température extérieure n'est pas au-dessous de zéro. Dans le cas contraire, les faire ouvrir une fois par nuit, pendant un temps donné en hiver, soit par un homme de garde ou par un de ceux couchés dans la chambre.

4.° Abaisser le plus possible l'appui des fenêtres; en ouvrir du côté opposé, ou, quand cela n'est pas praticable, établir dans les murs mitoyens des ouvertures de communication depuis le plancher jusqu'à 2 mètres au-dessus, et d'une largeur proportionnée.

5.° Faire entrer dans toute commission de casernement le médecin d'un hôpital militaire ou civil et le chirurgien-major du régiment logé dans la caserne qui est l'objet d'une délibération. Ma surprise en voyant ces commissions composées à l'exclusion des médecins et chirurgiens, et la persuasion où je suis que, s'il y en avait eu, l'insalubrité des casernes ne leur aurait point échappé, me portent à faire cette proposition*.

B. D'après ce qui précède, on doit se rappeler que les lésions pathologiques existaient dans toute l'étendue de la pie-mère, sur toute la surface, même dans les cavités de l'encéphale. On sait que les inflammations *totius substanciæ*, qui envahissent tout un organe, la totalité d'une membrane, d'un tissu, sont presque constamment mortelles. La péritonite générale par perforation d'intestin, par cause traumatique ou autrement, la métro-péritonite, la pleurite, ou mieux la pneumo-pleurite double et générale, la péricardite générale, etc., sont dans ce cas. Cette réflexion est d'autant plus juste, que c'est l'exacte conséquence des faits de toutes les inflammations. Le choléra-morbus asiatique n'est si fatal, que parce qu'il envahit la presque totalité de la membrane muqueuse gastro-intestinale. La dyssenterie la plus grave est celle dans laquelle tout le colon est affecté. La broncho-pneumonite générale des deux poumons est toujours dangereuse. J'en ai publié un cas fort remarquable dans les *Annales de la Médecine physiologique*. Le

* Au moment de livrer ce travail à l'impression, je dois citer ici un mémoire du docteur Papillon, qui vient d'être publié dans le 49.e volume des *Mémoires de Médecine, de Chirurgie et de Pharmacie militaires*, en raison de notre conformité d'opinion sur la nécessité d'une ventilation continue ou du renouvellement d'air dans les casernes. Les mesures de salubrité prescrites par la circulaire ministérielle du 5 mars 1841, dont il importe tant de faire une judicieuse application dans tous les hôpitaux, témoignent de la sollicitude de l'administration de la guerre pour la conservation et le rétablissement de la santé des militaires.

47.[e] volume du *Recueil de Mémoires de médecine, de chirurgie et de pharmacie militaires*, page 4, contient une observation qui constate aussi comment est devenue funeste une inflammation consécutive avec pseudo-membrane, dans la totalité de la membrane muqueuse qui revêt l'appareil respiratoire. Enfin la petite vérole la plus grave, la plus souvent funeste, est celle où la peau est envahie dans sa totalité. L'hydrophobie, le tétanos sont mortels, parce qu'un ou deux tissus sont affectés dans leur totalité.

Un petit pertuis dans la plèvre ou dans le péritoine laissant échapper un peu de gaz ou de fluide, fait éclater une pleurite, une péritonite mortelle en 24 ou 48 heures. Tout cela doit prévenir ou faire cesser la surprise que pourrait vous causer une encéphalo-méningite, une encéphalo-myélite si soudaine, si funeste. Et si l'on remarque encore les sympathies intimes qui unissent le poumon et l'encéphale, l'action de causalité de la maladie qui nous occupe paraîtra plus frappante encore. Dans le grand nombre d'hommes qui se suicident par folie ou par lâcheté, plusieurs se font périr par la vapeur du charbon. Il y en a qui ont écrit assez en détail leurs sensations. Tous, vous le savez, ont retracé des symptômes caractéristiques d'une congestion et d'une irritation cérébrales. J'ai vu à Montpellier les jeunes filles d'un pensionnat fort incommodées d'étourdissements, avec céphalalgie et battements violents dans la tête, parce qu'un imprudent boulanger plaça dans leur classe un *brasero* où il avait mis plusieurs charbons de bois sous la cendre, afin de remplacer celle de son four qu'il n'avait pu livrer ce jour-là. Au moment où je trace ces lignes, 16 avril 1840, les journaux politiques publient l'accident survenu dans la chambre des pairs, à l'un d'eux, M. Bessières, tombé subitement en syncope à cause *de la chaleur et surtout du défaut de circulation et de renouvellement d'air*. Il y aurait beaucoup à dire sur un aussi important sujet, mais je suis forcé de m'en tenir aux observations que j'ai présentées.

Ce mémoire étant consacré exclusivement à la description de l'encéphalo-méningite suraiguë, je ne puis, on le sentira, m'occuper de tous les cas légers, des congestions et irritations cérébrales qui ont précédé le plus ordinairement la cruelle maladie qui nous occupe. Des moyens simples, l'habitation dans un air pur, et surtout l'éloignement des causes sous l'influence funeste desquelles elles se développent, en ont fait constamment justice.

Je prends la maladie à un point de vue tout opposé, dans les cas les plus graves. Dans ces cas-là, je le dis à regret, la thérapeutique est complètement impuissante. Les saignées pratiquées aussitôt après l'entrée à l'hôpital furent, à mon avis, comme non avenues, et je ne sais par quel moyen plus favorable les remplacer.

Dans les cas moins graves, si les convulsions n'existent pas ou sont moins violentes, s'il n'y a pas perte absolue de l'usage des facultés intellectuelles et du sentiment, soit que les symptômes de congestion ou ceux d'irritation soient prédominants, je conseille une déplétion sanguine générale plutôt par l'une des veines du bras que par celles du pied et du cou, parce qu'on est plus sûr de réussir, plus à portée d'apprécier la quantité et les qualités du sang. Des ventouses mouchetées aux tempes, des sangsues au-dessous des oreilles, de la glace sur la tête ou des lotions réfrigérantes sur le front, de l'eau bouillante aux pieds, une diète absolue, des boissons tempérantes ou gommées, sont prescrites en même temps.

Si la congestion ou l'irritation n'a point cédé, et surtout si la réaction fébrile s'opère, continue ou augmente, je réitère la saignée de 5 à 6 hectogrammes, puis je fais mettre quatre, six, dix ventouses scarifiées et plus à la nuque, au dos et aux lombes, tout à côté des apophyses épineuses. A ces moyens énergiques j'avais ajouté l'application des sinapismes, des vésicatoires aux jambes, aux cuisses; mais je me suis mieux trouvé de l'emploi d'un grand bain tiède, le malade ayant sur la tête une vessie à moitié pleine de glace. A la suite du bain, et pendant plusieurs jours, j'ai prescrit des frictions sur tout le dos avec 15, 20 et 30 grammes d'onguent mercuriel. Si le délire, les spasmes, la constipation ou les excrétions involontaires cessaient, il y avait quelque espoir, mais non pas une certitude de succès. J'ai vu plusieurs malades présenter cette heureuse rémission et succomber bientôt après.

Quelque faible que soit le caractère moins alarmant de ces fâcheux symptômes, et si le malade a vécu deux ou trois jours, c'est beaucoup. Cela prouve que les périodes de congestion sanguine, d'exsudation plastique fibrineuse, ont été traversées. Mais il en reste encore deux non moins formidables à éviter : la suppuration et l'épanchement séreux, lactescent. Celui-ci est presque toujours consécutif et le résultat funeste d'une terminaison incomplète.

Les laxatifs, les éméto-catarthiques quelquefois, le protochlorure de mercure, les lavements purgatifs ou fortement stibiés dont j'ai fait usage, m'ont paru impuissants ou d'un effet inappréciable, ainsi que l'huile de croton tiglium et la cautérisation à la nuque et entre les épaules. J'ai obtenu de meilleurs effets de l'application de plusieurs cautères avec la potasse caustique sur la nuque, dans un cas où, la dureté de l'ouïe persistant encore, le malade était menacé d'idiotisme.

Pour prévenir la suppuration et dans l'espoir d'obtenir la résolution, car je n'ai jamais vu la délitescence s'opérer alors, surtout quand le pouls prenait un peu de souplesse et d'ampleur, la peau devenant moite ou vaporeuse, j'avais recours aux rubéfiants, aux vésicants, et je m'empressais d'y recourir dès que j'apercevais une éruption pustuleuse ou autre, ou que le malade accusait des douleurs dans les membres.

Arrivé à cette époque du traitement, au bout de cinq à huit jours, si le malade avait recouvré ses facultés intellectuelles, ses excrétions étant devenues volontaires; si les douleurs dans la tête, dans le dos, n'étaient pas aussi vives; s'il ne tombait pas dans l'assoupissement et le coma, son sommeil étant calme et surtout réparateur, tel court fût-il, la soif diminuant, l'appétit se faisant sentir, la suppuration paraissait n'être plus à craindre, et la résolution prête à s'effectuer. Dans ce cas, des boissons lactées, quelques bouillons ou potages étaient prescrits, en insistant encore sur les révulsifs. Dans ce cas-ci, comme aux époques précédentes, quand il survenait des exacerbations fébriles avec un caractère intermittent, j'ai donné le sulfate de quinine à dose modérée et la potion de quinquina. Le sulfate de quinine à haute dose et dans les deux premières périodes de la maladie m'a procuré des résultats variés et contestables.

Au lieu des symptômes d'heureux augure ci-dessus, si l'assoupissement se prolonge et devient comateux, si le malade ne reste pas même éveillé pendant qu'il est questionné, si les excrétions sont ou redeviennent involontaires, s'il y a des exacerbations fébriles, continuation de la soif, inappétence ou dégoût, et surtout si vous voyez les vomissements survenir, l'émaciation faire des progrès rapides, le visage s'altérer, la terminaison redoutée de l'épanchement s'établit, fait des progrès, ne laisse plus au malade que très-peu de temps à végéter, car son intelligence, ses sensations, ses affections sont dès lors et pour toujours abolies. Dans le cas contraire, la convalescence commence, et voici ce qui reste à faire pour en assurer la marche et consolider la guérison.

C. Pendant plusieurs jours, l'existence du malade reste suspendue à un fil; l'anxiété du médecin persiste. Celui-ci ne sait si c'est la résolution qui s'achève, ou l'épanchement ventriculaire ou sous-arachnoïdien qui commence; l'autre ne s'en doute pas. Alors il faut être aux aguets, épier toute indication nouvelle. Si vous ne voyez point d'exacerbation fébrile trop élevée, le soir surtout, plus de soubresauts, point de douleur aiguë, mais seulement un peu de gêne ou d'embarras dans la tête, une peau un peu moite ou légèrement vaporeuse, des yeux point chassieux, un visage pas trop animé, ni terne, ni terreux, que vient éclairer un rayon d'espérance si satisfaisant pour qui sait le reconnaître; oh! alors, prenez confiance, redoublez vos soins pour écarter toute cause de récidive ou d'entraves dans la convalescence. Méfiez-vous d'une escarre gangréneuse vis-à-vis du sacrum ou ailleurs, ou sur les plaies des vésicatoires; défiez-vous plus encore d'une bronchite consécutive, d'un coup d'air ou de l'imprudence du malade qui s'est découvert; arrêtez-la ou prévenez-la avec une flanelle sur la peau, fixée sous les épaulettes de la chemise, avec des boissons béchiques chaudes, des potions pectorales, des cataplasmes bien chauds, ou des frictions sur la poitrine avec la pommade stibiée ; observez les effets d'un peu de lait édulcoré coupé avec autant d'infusion de racine de guimauve ou autre, d'un petit bouillon, d'une crème de riz et autres aliments légers. Sachez prévenir ou faire cesser une constipation dont le malade ne peut point encore avoir connaissance. Revenez aux vésicatoires à la nuque ou aux bras, si la dureté de l'ouïe persiste, ainsi que des douleurs obtuses ou de l'embarras dans la tête. Mais n'hésitez point à prescrire itérativement une diète absolue, des ventouses aux tempes, à la nuque, des sangsues au-dessous des oreilles, dès que vous reconnaîtrez une recrudescence, serait-ce pour la troisième ou quatrième fois. Prescrivez des manuluves ou pédiluves bien chauds comme moyens de propreté et à titre de révulsifs. Recourez enfin au grand bain, et surveillez toujours la convalescence, tout en supprimant les médications, en augmentant le régime. Si la santé est parfaitement consolidée au bout d'un mois ou d'un mois et demi de convalescence, le malade pâle, affaibli, vous fera toujours plaisir à revoir, parce que vous savez mieux que lui tout le danger qu'il a couru. Il vous considère avec un sentiment profond de reconnaissance, bien qu'il n'ait qu'un souvenir très-imparfait, tout à fait confus, de ce que vous avez fait et souffert pour lui.

---

## § IV. RÉSUMÉ STATISTIQUE ET CLINIQUE SUR LES MALADIES OBSERVÉES PENDANT LE PREMIER QUADRIMESTRE 1841.

Vers le milieu de décembre 1840, la température s'abaissa brusquement à 8 ou 10 degrés au-dessous de zéro, et la rigueur du froid se prolongea pendant la majeure partie de l'hiver.

Au lieu des 185 restants du 1.er janvier 1840, il y en avait 312 au 1.er janvier 1841, dont 127 fiévreux, plus du double des 56 fiévreux au 1.er janvier 1840. Pendant les mois de janvier, février, mars et avril 1841, il y eut 1,826 hommes reçus dans l'hôpital, dont 1,306 fiévreux; 1,641 sortis, dont 1,156 fiévreux; 117 décédés, dont 105 fiévreux; et il restait le 1.er mai 379 malades, dont 188 fiévreux. L'envoi de quelques blessés et vénériens aux fiévreux explique une légère différence dans la balance de ceux-ci.

De l'examen comparatif de ces chiffres il résulte, 1.° que les entrées et les sorties des fiévreux forment plus des deux tiers du mouvement général des malades, l'ensemble des blessés, vénériens et galeux en ayant fourni le tiers environ; 2.° que les fiévreux ont donné plus des $^7/_8$ des décès.

L'explication de ce résultat statistique est facile à trouver dans des faits aussi probants que ces chiffres, savoir: 1.° la rigueur de l'hiver de 1841, bien supérieure à celle de 1840; 2.° la constitution médicale toute différente de ces deux hivers, qu'elle soit considérée ou non comme liée à la constitution atmosphérique; 3.° le nombre des jeunes soldats bien plus considérable en 1841 que pendant les quatre premiers mois de 1840; 4.° la force de la garnison s'élevant de 7,104 hommes à 8,346 du 1.er janvier au mois d'avril 1840, tandis qu'elle fut de 10,000 hommes et plus dans les quatre premiers mois de 1841, sans compter les malades fournis par les cantonnements voisins ou par les militaires de passage.

Dans le service de la clinique médicale, au 1.er janvier

1841, il y avait 80 fiévreux, et il y eut 650 entrés depuis cette époque jusqu'au 1.er mai; total: 730. 574 sont sortis après guérison, 10 avec des congés de convalescence, et des huit autres qui reçurent des congés de réforme ou de renvoi, il y en eut deux seulement qui sortirent de l'hôpital, les six autres étant compris dans les décédés de cette époque, qui sont au nombre de 56, et enfin il y avait 88 restants au 1.er mai 1841; total: 730.

Les 574 sortis après guérison, divisés par les 56 décédés, donnent la proportion de 10 guérisons $^{14}/_{56}$ pour un décès. Les 586 sortis après guérison ou avec congé de convalescence ou de réforme ont fourni 10,837 journées d'hôpital, ou 18 journées $^{289}/_{586}$ par durée moyenne de traitement. Les 56 décédés ont fourni 1,529 journées d'hôpital, ou 27 $^{17}/_{56}$ par durée moyenne du traitement pendant le dernier séjour à l'hôpital.

Les phlegmasies cutanées, surtout la rougeole et la scarlatine, devenues plus fréquentes en décembre 1840, comme je l'ai dit ci-dessus, page 93, continuèrent à se montrer sur un grand nombre de soldats, avec des complications dont la plus fréquente et la plus fâcheuse était une bronchite dans laquelle les dernières divisions bronchiques et leurs vésicules étaient plus spécialement affectées.

Ces phlegmasies furent tellement prédominantes dans le premier trimestre de 1841, qu'elles constituèrent une véritable épidémie dont la garnison souffrit beaucoup plus que les habitants de Metz, en raison du service et des exercices militaires, ainsi que du froid dans les casernes et de l'impossibilité où l'on s'est trouvé de livrer à temps toutes les fournitures nécessaires pour l'habillement et le coucher d'un grand nombre de soldats nouvellement incorporés.

Les fièvres typhoïdes devinrent aussi plus fréquentes en février qu'à aucune époque, surtout dans le 3.e régiment du génie, sorti depuis peu de son ancienne caserne pour occuper la neuve. Un coup d'œil sur le tableau B ci-joint vous fera reconnaître aisément que ce régiment perdit neuf hommes en février 1841, tandis qu'il n'avait eu que sept décès dans toute l'année 1840.

Des varioloïdes et des varioles confluentes furent aussi plus nombreuses alors que dans les seize mois précédents. Ce fut presque toujours encore l'inflammation pulmonaire qui en aggrava le danger. Ainsi, pour généraliser ce qui concerne les 1,433 fiévreux traités à l'hôpital de Metz pendant les quatre premiers mois de 1841, je dois dire que les phlegmasies pulmonaires, soit primitives, soit concomitantes ou consécutives, ont régné en très-grande majorité et causé près des deux tiers de la totalité des décès. L'histoire de cette épidémie devant m'entraîner bien au-delà des limites de ce mémoire, déjà trop étendu pour la place que vous lui avez assignée dans le compte-rendu de vos travaux, je dois retrancher ou renvoyer à une autre époque les considérations pratiques dans lesquelles je m'étais proposé d'entrer sur l'étiologie, sur la symptomatologie, sur la marche, la durée, les terminaisons, les altérations pathologiques, sur le pronostic et le traitement d'une maladie dont les caractères épidémiques ont été aussi évidents que ceux de la grippe, de la coqueluche et de tant d'autres maladies dans lesquelles l'appareil respiratoire est plus ou moins gravement affecté.

Mais avant de terminer, je dois cependant, messieurs, vous faire part de deux remarques tirées de l'observation clinique et anatomique: la première, c'est que la plupart des militaires morts pendant la période aiguë des inflammations pulmonaires présentèrent le pus comme disséminé dans le parenchyme pulmonaire, et provenant des vésicules et des dernières divisions bronchiques où il avait été sécrété.

Ceux chez qui la maladie passa à l'état chronique, présentèrent la tuberculisation des poumons et de plusieurs organes de l'abdomen. Ainsi, les inflammations pulmonaires de cette époque se sont terminées presque toutes, 1.° par délitescence ou par résolution complète; 2.° par la mort dans la période d'acuité, comme les nécroscopies l'ont démontré; 3.° par suppuration, par induration, par hépatisation partielle ou ramollissement gris, par des épanchements divers, des excavations caverneuses dans les poumons, etc.; en d'autres termes, par le passage à l'état chronique; et, dans presque tous ces cas, nous avons constaté l'existence de la tuberculisation. De ces faits je déduis une conclusion fort importante, d'un très-grand intérêt pour la pratique de la médecine, savoir que la tuberculisation n'est point le résultat d'une fatalité inévitable dont l'origine remonte à une époque aussi éloignée qu'on le croit généralement et bien à tort, mais l'une des fâcheuses conséquences d'inflammations pulmonaires aiguës incomplétement terminées, et d'inflammations chroniques primitives dont l'origine et le début échappent trop souvent aux médecins et aux patients. D'où il suit que, pour prévenir la tuberculisation et surtout la phthisie pulmonaire, on doit tâcher d'obtenir au plus tôt la terminaison franche et complète des inflammations pulmonaires aiguës, et de prévenir ou arrêter les irritations bronchiques et autres qualifiées des noms de rhume, de catarrhe, etc., trop souvent mal traitées ou abandonnées à elles-mêmes. La très-grande majorité de ceux qui ont succombé à la phthisie pulmonaire à cette époque, ou qui sont actuellement dans un état désespéré, sont nés de 1814 à 1820, dans des localités différentes. Il serait aussi absurde de rechercher l'origine de ces phthisies dans ces années et localités diverses, que de ne pas la reconnaître dans le concours des circonstances nuisibles mentionnées ci-dessus.

En terminant, permettez-moi de rappeler à l'appui de mon opinion celle de Broussais, si parfaitement développée dans son immortel ouvrage sur les phlegmasies chroniques. Il la reproduit en ces termes dans son traité de pathologie et de thérapeutique générales, à l'occasion des inflammations de l'appareil digestif (t. I, p. 460) :

« Le froid est l'ennemi de la vie. Vous cherchez à lui résister par les vêtements, par les aliments, par l'exercice, par les occupations et les passions qui exigent de l'activité; mais vous ne pouvez être toujours en haleine, il faut que vous vous reposiez. C'est alors que le froid vous attend, comme un lion qui épie le moment de s'élancer sur sa proie. Aussitôt que vous vous arrêtez, il vous saisit, et vous pouvez tomber malade, même sans avoir eu de prédispositions, si vous n'avez pas pris vos précautions pour l'éviter. Cela est remarquable surtout dans les armées, après les batailles et les marches forcées qui ont épuisé les forces, lorsqu'on est obligé de se livrer au repos sous le ciel découvert. Cela s'observe très-bien aussi chez nos recrues ou nos jeunes soldats qui ont des affections tristes et qu'on oblige de veiller la nuit au lieu de se reposer, comme ils en avaient l'habitude, le travail du jour une fois fini. »

Il ajoute encore, page 465 : « Au lieu de cette disposition hypertrophique du cœur, ce peuvent être un effort considérable, une marche rapide et prolongée, une course précipitée, qui accélèrent la circulation et produisent une congestion. Cela se voit surtout dans les troupes, à la suite des marches rapides, quand elles arrivent à leur destination. Chacun continue d'aller ou de venir pour ses besoins ou ses devoirs. Les uns et les autres satisfaits, on se repose. C'est alors qu'une congestion se forme et passe à l'état inflammatoire, d'autant plus sûrement que le froid la seconde. Ici la cause est moins simple que dans les cas précédents, ou plutôt il y en a plusieurs qui agissent simultanément. L'accélération du cours du sang, la fatigue musculaire, le froid, la congestion et l'irritation qui la suit. »

Et il avait déjà dit précédemment, page 547 : « Depuis dix-huit ans que je pratique la médecine au Val-de-Grâce, j'ai remarqué toutes ces variations. L'année dernière (1831), la gastro-entérite multiforme y a été plus fréquente et plus grave, parce que la garnison était composée en grande partie de jeunes conscrits qui ne se plaignaient que tard et qui n'étaient pas traités dès le commencement. Il n'y avait pas assez de surveillance de la part des chefs de corps pour saisir le moment où l'inflammation éclatait et pour faire transporter les malades à l'hôpital. Je provoquai un ordre du jour auquel les colonels des régiments firent attention, et en peu de temps les maladies devinrent moins graves et plus traitables... Ces régiments partirent et furent remplacés par d'autres. Les nouveaux chefs, qui n'étaient pas au fait, négligèrent de prendre des précautions, et les mêmes accidents se renouvelèrent. Un nouvel ordre du jour parut, et ils cessèrent ou du moins diminuèrent considérablement. »

Les faits si bien observés par Broussais, en 1831, dans la

garnison de Paris, sont absolument les mêmes dans celle de Metz. Le nécrologe de l'hôpital d'instruction de cette place, de 1820 à 1840, constate effectivement que le chiffre le plus élevé des décès est de 248 pour l'année 1831, époque à laquelle il y eut à Metz, comme à Paris, bien plus de jeunes soldats qu'auparavant et depuis. La mortalité fut même plus grande alors que dans l'année suivante, où le choléra épidémique fit de nombreuses victimes à l'hôpital et en ville.

De tout ceci concluons donc, messieurs, que les causes énoncées ci-dessus ont fait naître les phlegmasies pulmonaires en question, et que l'éloignement de ces causes ou leur atténuation par un judicieux emploi des préceptes de l'hygiène seront aussi propres à en prévenir le retour, qu'une surveillance bien exercée est propre à en prévenir les fâcheux effets.

---

# OBSERVATION

## D'UNE HYPERTROPHIE DU REIN GAUCHE,

AVEC EXUBÉRANCE FONGUEUSE DE SA SUBSTANCE CORTICALE,

*Lue à la Société des Sciences médicales du département de la Moselle.*

---

Le 4 juillet 1840, je fus appelé en consultation avec les docteurs Willaume et Maréchal, pour M. P...., âgé de 42 ans. Vers le milieu de juin précédent il avait eu une dyssenterie qui avait duré de 10 à 15 jours, et il souffrait depuis plus de trois ans d'une tumeur occupant tout le flanc gauche. Elle s'étendait depuis l'hypocondre où elle semblait prendre naissance, jusque dans la région iliaque, en longeant la ligne blanche. Je ne doutai pas, ainsi que mes deux confrères, qu'elle ne fût formée par la rate. Les docteurs Scoutetten, Chomel et autres, consultés précédemment, l'avaient aussi pensé.

Depuis quelques jours, le malade ressentait dans cette partie des douleurs intolérables. Toute la région lombaire, tendue et tuméfiée, était aussi le siége de douleurs tellement vives, que le moindre mouvement les exaspérait. Décubitus forcé sur le côté gauche; hoquets par intervalles; dégoût absolu, même des boissons; anxiété continuelle, insomnie, amaigrissement prononcé. Urines rares, bourbeuses et comme sanguinolentes, dont on ne tire aucune induction, M. P.... ayant affirmé n'avoir jamais remarqué la moindre altération dans la sécrétion de l'urine, ni ressenti de douleur qu'il pût attribuer au rein gauche.

D'après tout ce qui précède, mon opinion était qu'un vaste phlegmon se développait dans la région lombaire au-dessous et en dehors de la tumeur susmentionnée. Il fut convenu que douze ventouses, dont six scarifiées, seraient appliquées dans le voisinage de cette tumeur. Cataplasmes de farine de lin, bains tièdes, boissons gazeuses. M. P... s'en trouva un peu soulagé d'abord; puis les douleurs reparurent plus intenses, avec de plus fréquents retours de hoquet et une constipation tellement opiniâtre, qu'il fallut recourir aux lavements purgatifs.

Du 10 au 15. Le malade ne peut plus prendre ni un peu

de gelée de viande, ni une seule cuillerée de bouillon de poulet. Sa tumeur le fait horriblement souffrir. On sent entre elle et la paroi abdominale l'ondulation de quelque gaz. La respiration s'embarrasse; le pouls devient plus fréquent et plus faible. Disparition presque subite de la douleur; quelques selles colliquatives; altération des traits, décomposition du visage; mort à 6 heures et demie du matin, le 18 juillet 1840.

Nécroscopie 13 heures après le décès, en présence du docteur Maréchal et de deux frères du défunt.

Marasme très-avancé. Une incision cruciale étant pratiquée sur l'abdomen, il fallut dégager d'abord le colon descendant qui passait sur la tumeur de haut en bas. Puis en isolant celle-ci des parties environnantes, et quand je découvris la rate parfaitement saine, située dans l'hypocondre gauche et placée dans une fossette ou excavation sur l'extrémité supérieure de la tumeur susmentionnée, il me fallut bien reconnaître le rein excessivement tuméfié. Il avait la forme d'un œuf dont la grosse extrémité tournée en haut était excavée, comme je l'ai dit, pour recevoir la rate. Son bord interne était un peu concave, et surtout bien moins étendu que le bord externe ou convexe dans le trajet duquel une incision profonde fut pratiquée. L'intérieur de la tumeur avait un aspect glanduleux assez analogue à la substance mamelonnée et tubuleuse du rein.

Après 14 heures de dégorgement dans l'eau, cette tumeur pesait encore 2650 grammes, le poids ordinaire du rein étant de 100 à 125 grammes. Elle avait 59 centimètres et demi de pourtour d'un ovale à l'autre, et 45 centimètres et demi de circonférence à sa partie moyenne. Je la remis au docteur Lacauchie, professeur d'anatomie, qui la disséqua soigneusement et me donna des notes dont j'ai extrait ce qui suit :

« Cette tumeur, dure et élastique, est couverte d'une enveloppe cellulo-fibreuse épaisse, et sillonnée par un grand nombre de vaisseaux variqueux, faciles à enlever de l'organe qu'elle recouvre à la manière du tissu cellulo-fibreux qui enveloppe ordinairement le rein. Cette première dissection met à découvert une des faces de l'organe, ses deux bords et ses deux extrémités. C'est la face externe ou postérieure du rein gauche qui a le double de son volume ordinaire. Le bord interne ou vertébral a sa scissure, ses vaisseaux et son appareil excréteur. Sa face antérieure est continue à la tumeur inégale, bosselée, que forment les cinq sixièmes environ de la masse totale. L'enveloppe cellulo-fibreuse susmentionnée lui est bien plus intimement unie que sur le rein. Intérieurement, sa texture est mollasse, à grandes cellules, et il se trouve çà et là quelques masses d'une matière blanche et dure.

« Le rein, divisé de la même manière et dans le sens de son plan vertical, est presque intact dans sa texture. On y voit très-distinctement ses substances corticale et rayonnée, ses mamelons, ses calices, son bassinet, son uretère et ses vaisseaux. Toutefois, la muqueuse du bassinet est ulcérée dans plusieurs points, avec une très-forte injection sanguine au pourtour*. »

En divisant par une section horizontale le rein et la tumeur, on constate la continuité de l'une à l'autre, et il est évident que la production morbide s'est développée dans la substance corticale de la face antérieure du rein. La continuité du tissu le démontre, ainsi que l'introduction d'un stylet dans l'artère

* Cette pièce d'anatomie pathologique est conservée dans le cabinet anatomique de l'hôpital militaire d'instruction.

rénale, parvenant directement dans la tumeur. Il en est de même de plusieurs veines qui vont directement de l'un à l'autre.

Ce cas d'anatomie pathologique est fort remarquable. Je n'en connais point d'analogue sous le rapport du développement énorme de la tumeur, sans que la fonction du rein en ait été troublée d'une manière appréciable, puisque les urines devinrent rouges, briquetées et sanguinolentes dans les derniers jours de l'existence seulement, et sous celui de la naissance et du mode de développement de la tumeur fongueuse dans la substance corticale du rein, au point que les artères, les veines et le tissu cellulaire établissaient entre elles une continuité parfaite.

Quant à l'erreur de diagnostic, elle n'aurait pas été soupçonnée bien certainement sans la nécroscopie. De telles erreurs ne sont pas très-rares. On a même vu des praticiens qui ont pris une tumeur du rein droit moins volumineuse que celle en question, pour un engorgement du foie ou pour une autre maladie.

Ces faits prouvent combien sont importantes les nécroscopies, les recherches d'anatomie pathologique, pour confirmer, modifier ou infirmer la valeur, la signification des symptômes observés pendant la vie, la justesse du diagnostic et du pronostic.

Au moment où je termine cette note, un fait d'anatomie anormale fournit à l'appui de mon assertion une preuve nouvelle que voici :

Un sous-officier d'artillerie meurt à l'hôpital, le 28 août 1840, d'une hémorragie cérébrale. A l'ouverture du corps, on aperçoit le cœcum formant une large poche de près du triple de son volume ordinaire, libre et flottante, sans lien d'aucune espèce, dans la région iliaque droite. Cet intestin monte obliquement de droite à gauche en passant sur le paquet intestinal, et va s'unir, au-dessous de la rate, au colon descendant, en sorte que le colon transverse n'existe pas. Cette disposition anormale fait poursuivre les recherches anatomiques, et l'on découvre sur l'angle sacro-vertébral droit, derrière le péritoine, un corps charnu que l'on reconnaît être le rein, situé en dessous et en dedans du psoas et de la fosse iliaque. Ainsi placé, cet organe, moins volumineux que son congénère dont la position n'était pas changée, avait une forme ovalaire; deux faces, l'une concave ou postérieure appuyée sur le côté externe de l'angle sacro-vertébral, l'autre antérieure ou convexe sur laquelle on distinguait parfaitement trois artères, dont une provenait de l'iliaque primitive gauche, et deux autres de la bifurcation de l'aorte; trois bassinets d'où naissaient trois conduits qui, après un trajet de 8 à 12 centimètres, se réunissaient à un seul uretère; des veines émulgentes et d'autres dispositions anatomiques anormales constatées par M. le docteur Lacauchie, qui envoya cette pièce d'anatomie si remarquable à M. le professeur Cruveilhier, pour être présentée à l'Académie de médecine.

# EXTRAIT DU RAPPORT

## FAIT A LA SOCIÉTÉ DES SCIENCES MÉDICALES

# SUR LES VACCINATIONS

PRATIQUÉES

## DANS LE DÉPARTEMENT DE LA MOSELLE.

MESSIEURS,

Vers le milieu du 6.e siècle, une peste nouvelle, originaire de l'Éthiopie, suivant les uns, ou de l'Égypte, suivant d'autres, vint fondre sur l'Europe et ravager le monde entier, sans distinction de sexe, d'âge, de condition, de climat ni de saison.

Les historiens, nommément Procope et Évagre, en font la plus horrible description. Dans certaines contrées, elle moissonna la moitié des populations. En Italie, des troupeaux entiers erraient sans guide dans les campagnes. Dans les villes,

les arts étaient abandonnés, les rues désertes ou parcourues par des chiens errants, et les vivants suffisaient à peine à l'enterrement des morts. En Orient, la mortalité était aussi épouvantable, car il y avait à Constantinople 4 à 6,000 décès par jour. Ici, les autorités, obligées de pourvoir aux sépultures, faisaient découvrir les tours qui flanquaient les villes entourées de murailles, pour les remplir de cadavres; là, elles en faisaient charger des vaisseaux pour les aller jeter à plusieurs lieues en mer, afin de se garantir d'une horrible infection.

Cette peste, dit-on, désola Antioche quatre fois en moins de soixante ans. En 590, elle reparut à Rome pour la deuxième fois, après un débordement du Tibre. L'abattement, la frayeur et le désespoir caractérisaient son début et ses progrès. Ceux dont le moral était ainsi affecté survivaient rarement au-delà du troisième jour. Chez d'autres, la fièvre était légère au début et presque sans chaleur, en sorte qu'il était impossible de soulever le masque trompeur qui couvrait la malignité d'une maladie si funeste. Elle débutait, chez les uns, par la rougeur des yeux, la tuméfaction du visage, par une angine, par la diarrhée, etc.; mais d'autres tombaient dans un délire qui ne cessait qu'avec la vie.

La complication de cette peste avec un exanthème inconnu jusque-là est un fait très-digne de remarque.

Les écrivains d'Occident l'appelèrent *variolas, melinas, corales pusulas*. Cette épidémie, accompagnée de *variolis*, ravagea la France de 565 à 568, et depuis elle n'a jamais disparu, quoi qu'on ait fait. Arhun qui fit beaucoup de recherches sur cette maladie, l'attribuait à l'échauffement et à l'inflammation du sang ainsi qu'à l'effervescence de la bile. Il en donna la première description. Mais aucun médecin de ces temps ne la fit aussi bien connaître que Rhazès, et vous en chercheriez vainement des traces à une époque plus reculée*.

De cet aperçu historique sur l'origine et l'invasion de la variole, il ressort qu'elle n'existait point au temps d'Hippocrate et de Galien. Nos ancêtres ne nous en ont donc pas transmis le germe; et l'emploi du moyen précieux à l'aide duquel, après douze siècles d'importants travaux, on parvint à s'en garantir, n'est point de nature à retenir, à fixer en nous un ferment ou principe dont la non-existence est également démontrée par l'expérience et par la saine raison.

Les travaux et les recherches sur la petite vérole et l'inoculation dans le 18.e siècle conduisirent à la découverte de la vaccine, faite presque en même temps par un Français de Montpellier, Rabaut-Pommier, et par l'heureux E. Jenner, dont le neveu Henri fit tant pour sa propagation.

Cette découverte, vous le voyez, messieurs, n'est pas, comme on le croit vulgairement, un effet du hasard, le résultat d'une combinaison fortuite; c'est la digne récompense

* Si les médecins qui exerçaient dans ces temps de désolation avaient reçu l'ordre de fournir un *rapport journalier* sur leurs malades, ou de faire connaître les causes et l'origine d'un état de choses que l'on pourrait à juste titre qualifier d'*extraordinaire*, aucun ne l'aurait fait sans ravir à ses malades le temps et les soins qu'il leur devait, et nous serions privés des documents qui nous retracent si bien l'histoire de ces affreuses épidémies.

d'observations répétées, de travaux soutenus. Cette découverte, ainsi que celles du galvanisme, de la décomposition de l'eau et de l'air, brillent d'un éclat sans tache dans la mémorable époque des dix dernières années du 18.e siècle.

Cet aperçu et ces réflexions sur la variole, l'inoculation et la vaccine, je vous les offre dans l'espoir de vous prouver, messieurs, que j'ai senti l'importance de la tâche que vous m'avez imposée en me chargeant du rapport de la commission de vaccine, composée de MM. les docteurs Désoudin, Gillot, Terquem et moi, pour que la Société de médecine de Metz, constituée en comité central de vaccine, soit à portée de donner son avis demandé par M. le Préfet sur les vaccinations pratiquées en 1839 dans les quatre arrondissements du département de la Moselle.

Qu'aurais-je pu vous dire sur l'importance de la vaccine, sur les obstacles, les difficultés de toute espèce s'opposant à sa propagation, qui n'ait été écrit et répété en cent autres lieux depuis quarante ans.

La variole qui faisait tant de victimes*, ou laissait des traces hideuses de son passage chez ceux qu'elle n'enlevait pas, devait, comme cela fut, exciter vivement l'attention des médecins. L'impuissance de leurs efforts pour découvrir les indications et les agents thérapeutiques à l'aide desquels on en pourrait obtenir plus heureusement la guérison, décida les praticiens à recourir à l'inoculation, dans la pensée que le mal sévirait moins violemment chez des individus préparés

* Faust a calculé que la petite vérole enlevait chaque année 400,000 Européens.

d'avance et heureusement disposés. C'était un progrès; l'expérience en a constaté les heureux résultats. Mais qu'il y a loin de l'inoculation à la vaccine! La première laissait beaucoup à désirer; l'autre donnera satisfaction complète aux médecins, dès que l'autorité en généralisera la propagation.

Votre commission pense devoir agir aujourd'hui comme précédemment, à l'égard des propositions qu'elle vient vous soumettre sur la répartition des 3,000 francs alloués par le conseil général du département à ceux qui ont pratiqué le plus de vaccinations, avec toutes les garanties désirables d'authenticité et de succès.

En conséquence, elle vous propose de prélever sur les 3,000 francs 150 francs à allouer à M. Morlanne, plutôt comme témoignage de satisfaction du comité central de vaccine et de reconnaissance des familles indigentes, que comme rétribution suffisante pour les soins et le zèle qu'il met à propager la vaccine, pour le dépôt de vaccin qu'il tient généreusement à la disposition de ceux qui lui en demandent; pour le soin scrupuleux avec lequel il enregistre tous les cas de variole parvenus à sa connaissance, et qui se sont élevés, en 1839, à soixante-cinq dont quinze décès, ce qui donne un mort sur quatre malades; proportion presque identique à celle de l'hôpital spécial des varioleux de Londres, où les calculs se font avec soin depuis plus de cinquante ans. M. Morlanne ayant profité de sa position favorable au chef-lieu du département pour se placer fort au-dessus des autres vaccinateurs, l'esprit de bienveillante équité qui vous anime doit vous inspirer l'idée de distinguer par une mention toute spéciale des travaux supérieurs.

*Nota.* J'ai supprimé tous les autres détails compris dans ce rapport, parce qu'ils intéressent exclusivement l'administration supérieure, ainsi que les docteurs en médecine ou en chirurgie, les officiers de santé et les sages-femmes de ce département, et parce qu'ils sont publiés dans l'*Exposé des travaux de la Société des Sciences médicales.*

# CONSIDÉRATIONS GÉNÉRALES

SUR

# LA VARIOLE.

---

(Mémoire publié dans le recueil de l'Académie Royale de Metz, année 1840 — 1841.)

Prévenir et guérir.

MESSIEURS,

Ces deux mots, placés au frontispice du Mémoire inédit dont je viens présenter un fragment à l'Académie, me jettent dans l'embarras.

Cette épigraphe est-elle l'expression d'une vérité incontestable pour plusieurs maladies, et en particulier pour celle dont je vais avoir l'honneur de vous entretenir, ou n'est-ce que le résultat d'une prétention exagérée? Est-ce le simple énoncé d'un observateur éclairé, ou l'inspiration d'un théoricien trop confiant? Est-ce le résumé d'une conviction laborieusement acquise, la conséquence logique des faits, du raisonnement et du calcul, ou l'hypothèse d'un nosologiste enthousiaste de la doctrine de son choix, d'un antagoniste passionné de celles qu'il repousse? Toutes ces réflexions, je l'avoue, me la font maintenir; et si, comme je l'espère, vous en reconnaissez la justesse, vous n'en prononcerez point la suppression.

Une autre difficulté m'arrête : celle de savoir si le sujet que j'ai choisi est effectivement digne de votre attention. Celle des malades est toujours acquise au médecin, il est vrai ; mais celle de ceux qui ne le sont pas, est difficile à gagner, et il faut parfois le rare bonheur d'une découverte importante ou de grands efforts pour la mériter. Mieux vaudrait peut-être laisser ce manuscrit dans mes cartons, m'instruire à vos réunions, prendre le plus possible sur les sciences, sur les arts, sur les lettres si bien représentés dans cette enceinte, protester de ma bonne volonté, de mon dévouement à l'Académie, sans rien lui offrir, par la raison qu'elle a plus de matériaux qu'elle n'en peut mettre en œuvre, parce qu'elle est assez riche pour se passer de mon faible tribut ; déguiser ou dissimuler mon impuissance, m'excuser enfin sur l'exigence de mes occupations journalières. En d'autres termes, ne me vaudrait-il pas mieux recueillir ici tout ce qu'il y a de profitable, sans faire d'effort pour renvoyer à l'Académie quelque reflet de la lumière que j'en reçois. Dans mon intérêt mieux calculé, à une époque où l'égoïsme se voile sous mille formes, j'aurais mieux fait de suivre la résolution que j'abandonne et de repousser celle à laquelle je m'arrête, si je n'avais vu, dans le travail que je viens vous offrir, un hommage dû aux suffrages dont vous m'avez honoré. La reconnaissance est une dette de cœur dont je tiens à payer l'intérêt, quand je ne puis l'acquitter. Ce témoignage de votre bienveillance que je me rappellerai toujours avec plaisir, Messieurs, me garantit l'indulgence que j'attends de vous, comme chacun de vous la trouverait en moi, s'il en avait besoin.

Quoi qu'il en soit des motifs de mon hésitation, je viens vous présenter un sujet tiré d'une science dont je m'occupe exclusivement. Par égard pour vous, Messieurs, et pour économiser le temps que vous me donnez, j'en élaguerai tous les faits particuliers pour m'en tenir aux considérations générales et philosophiques, suggérées par son étude, dans l'esprit du *solidisme éclairé par l'histoire*, *la physiologie et le calcul.* Cette maladie, c'est la variole comme l'indique le titre de ce Mémoire.

Arrêtons-nous d'abord à sa dénomination. Chacun de vous sait déjà de quel mal je veux parler, et j'ai pris pour règle de mes études, comme de l'enseignement dont je suis chargé, de procéder du simple au composé, du connu à l'inconnu. La dénomination de *petite vérole* est un terme de comparaison avec celui d'une autre maladie, grande vérole, vérole horrible, pour les premiers auteurs qui en tracèrent d'épouvantables descriptions, maladie vulgairement appelée *vérole*, mieux désignée sous le nom de syphilis que nous lui conserverons dans ce Mémoire où je ferai ressortir les analogies et les différences nombreuses qui les rapprochent et les distinguent.

Ces deux maladies ont occupé le monde entier, à raison de leur mode de propagation et de leurs innombrables victimes. La seconde, si bénigne aujourd'hui, comme vous le reconnaîtrez, excite une controverse interminable, une polémique très-vive dans les traités ex-professo, dans les journaux et recueils de médecine, dans le sein même des compagnies savantes. Vous n'ignorez pas tout ce que la section de médecine de l'Académie de Nantes a fait pour élucider la double question de la contagion et du traitement le plus efficace à lui opposer. Les réflexions que je viens vous soumettre, jetteront, il me semble, un jour nouveau sur ces deux maladies, et vous jugerez ce travail comme il doit l'être, si la vérité s'y montre partout. La lumière scientifique, comme l'éclat du jour, doit tout éclairer, les objets connus et ceux que l'on étudie. Celle de la médecine doit jaillir de l'observation, de l'induction et du calcul réunis, appuyés l'un sur l'autre. Les théories erronées, les hypothèses, troublent ou vicient le raisonnement, comme un faux jour jette de la confusion sur les objets. Si mes observations sont exactes, bien choisies, si mes inductions sont justes, si mes conclusions sont rigoureuses, lucides, si le fait et le principe sont d'accord, si la doctrine de mon choix est vraie, progressive, votre jugement la ratifiera.

Mais, direz-vous, la petite vérole est une maladie bien connue aujourd'hui, ainsi que la vaccine, découverte du hasard, admirable il est vrai, dont les médecins ont tant parlé qu'il n'y a plus rien à y ajouter; et, si la thérapeutique de la variole a été perfectionnée, c'est une conséquence naturelle des progrès dans toutes les sciences, dans la médecine en particulier. Mais elle est encore trop conjecturale, les opinions sont trop divergentes, les systèmes trop contestés, pour soulever le voile qui la couvre et la placer au niveau des sciences physiques et chimiques, qui supportent si heureusement les épreuves du calcul et d'une classification méthodique. Les hommes dont les importants travaux furent utiles, dans leur application pratique, ont presque tous exagéré leurs succès. Leur enthousiasme les a poussés au-delà du but. On n'a pas pu ou pas voulu les suivre. On revient aux théories anciennes, développées par des hommes de génie ou suivies par de bons observateurs. Les réformateurs ont démontré les erreurs des doctrines qu'ils attaquaient, ils ont démoli d'anciens édifices consacrés par la vénération des siècles; mais leurs théories de remplacement ne valaient pas mieux ou moins encore. Leur durée fut moins longue, leur vogue presque toujours éphémère. L'éclectisme est généralement reconnu pour le meilleur guide d'un praticien qui n'est esclave d'aucune théorie, qui veut être, comme il le doit, toujours indépendant.

Ces assertions sont erronées. L'éclectisme beaucoup trop prôné anéantit toute doctrine: c'est un masque d'hypocrisie scientifique. L'ignorance et le charlatanisme s'en couvrent à l'envi. La description de la variole prouvera, je l'espère, combien est avantageux, le secours d'une bonne théorie, pour connaître, apprécier et bien traiter cette maladie. Tous les praticiens judicieux la considèrent, il est vrai, comme une phlegmasie de la peau, mais ils n'ont pas reconnu les irritations, les inflammations sympathiques, idiopathiques ou prédominantes, primitives, concomitantes ou consécutives qui la compliquent, et Broussais voulait y voir une gastro-entérite.

L'étude de la variole, comme je la considère, conduit à des améliorations thérapeutiques capitales. Elle jette un jour tout nouveau sur la pathologie et sur la clinique médicale. L'histoire de cette phlegmasie résume parfaitement tout ce qu'il y aurait à dire sur les inflammations cutanées. Elle est en quelque sorte l'introduction à celle des phlegmasies intérieures ou viscérales. La connaissance des irritations, des inflammations sympathiques, idiopathiques, prédominantes, primitives, concomitantes, consécutives qui la précèdent, l'accompagnent ou la suivent, facilite singulièrement celle des phlegmasies sous-cutanées et des phlegmasies viscérales qu'il importe tant de savoir apprécier, puisqu'elles sont excessivement fréquentes.

L'étude de la variole, d'après les principes du solidisme éclairé par l'histoire, la physiologie et le calcul, répand un jour aussi vif que nouveau sur une multitude d'inflammations dont les symptômes, propres ou locaux, sont effacés, masqués par des symptômes d'un autre genre, par des phénomènes généraux dont l'ensemble fut considéré pendant un grand nombre de siècles comme caractéristique des fièvres dites essentielles et éruptives. Si vous faites abstraction des symptômes locaux de la petite vérole confluente et compliquée, il vous reste ceux des fièvres putrides, malignes, adynamiques, ataxiques, etc., avec lesquelles elles se compliquent, disent les empiriques, les humoristes, les pyrétologistes.

Sydenham a la gloire d'avoir le premier soulevé un coin du voile qui enveloppait cette maladie, en démontrant qu'un traitement excitant, tonique, échauffant, l'aggrave toujours et que la saignée générale est aussi heureusement employée pour prévenir que pour guérir la phrénésie, l'encéphalo-méningite, qui la compliquent souvent. Un médecin plus justement célèbre que l'hippocrate anglais, Broussais, a prétendu depuis que la gastro-entérite se lie tellement à la variole, que celle-ci doit être considérée comme la maladie accessoire ou secondaire, et celle-là comme la phlegmasie essentielle, principale. Les exagérations de l'illustre réformateur ont porté d'autres médecins, fort bons observateurs, à soutenir que les inflammations pulmonaires compliquent fort souvent aussi la variole confluente ou de mauvais caractère. Tous ces praticiens, éclairés par l'observation et le raisonnement, ont élucidé des points importants et isolés de l'histoire et du traitement de la variole. Le défaut capital de leurs belles découvertes est d'en avoir tiré des inductions trop restreintes, trop exclusives. Leur thérapeutique devait être, comme elle le fut, bornée aux organes qui avaient fixé trop exclusivement leur attention. Il n'y a pas, je crois, de maladie plus susceptible que la variole de donner une idée vraie, parfaitement exacte, des phlegmasies viscérales diffuses, en démontrant qu'elles furent prises, bien à tort, pour des fièvres inflammatoires, bilieuses, putrides, etc. Elles ne se releveront jamais du coup que Broussais leur porta, et l'on s'efforce vainement de les ressusciter, en les comprenant toutes sous la dénomination de fièvres typhoïdes.

Sous le rapport des crises et des phénomènes critiques, la variole nous offre encore des analogies, des différences fort remarquables, des points de comparaison fort importants entre cette phlegmasie dont la nature est bien connue, et les fièvres dites typhoïdes ou essentielles qui sont en presque totalité des phlegmasies viscérales diffuses.

Enfin la variole est évidemment produite par un virus. Quoique sa nature échappe à toutes nos investigations, à tous nos sens, à tous nos moyens chimiques et physiques, sa présence est moins contestable, bien plus facile à prouver, que celle du virus syphilitique. La variole est évidemment contagieuse par contact immédiat et par contact miasmatique, tandis que la communication de l'autre exige tout au moins un contact immédiat ou matériel. La communication de la variole par contact immédiat ou miasmatique, produit toujours une phlegmasie de même aspect, de même nature, sauf la différence d'intensité, tandis que le virus d'un ulcère syphilitique appliqué sur les organes sexuels ne reproduit pas toujours un ulcère, tandis que la matière d'une urétrite ne reproduit pas toujours une urétrite. La petite vérole a des périodes si distinctes, tellement caractéristiques, que sa marche et sa durée peuvent être tracées d'avance, tandis que l'autre vérole n'a rien de fixe ni de déterminé. L'une n'est jamais stationnaire, l'autre l'est fort souvent; l'une excite des sympathies viscérales plus ou moins graves, l'autre en provoque bien rarement; l'une est parfois accompagnée d'une salivation copieuse, produite par l'irritation sympathique ou prédominante de la gorge, et le ptyalisme de l'autre est causé par des préparations mercurielles. L'une fait périr dans l'effrayante proportion d'un cinquième, d'un quart, même de moitié, dans l'hospice des varioleux de Londres, comme vous le verrez ci-dessous, l'autre fait à peine mourir cinq individus sur mille. La variole possède un antidote par excellence, tandis que la syphilis n'en a point, malgré le fatras de drogues décorées du titre d'antisyphilitiques. L'une reparaît bien rarement une seconde fois. L'autre au contraire affecte une prédilection constatée pour qui en a souffert ; mais si la contagion de celle-ci est aussi réelle que des auteurs l'ont soutenu, ce fait est en contradiction avec cet axiome médical que le *repos relatif d'un organe souffrant est une des conditions de sa guérison.* C'est une loi à laquelle l'instinct et la raison se soumettent également. Tous ceux que j'ai vus atteints de syphilis, et dans toutes les classes de la société, avaient autant d'éloignement pour le retour aux actes qui leur avaient causé leur mal, qu'un homme dont la jambe est cassée en a pour le mouvement, ou qu'un œil affecté d'ophtalmie en a pour la lumière. La raison et l'instinct s'accordent aussi pour repousser tout ce qui fait mal. Ce serait extraordinaire de voir, par exemple, celui qui souffre d'une indigestion reprendre ce qui lui a fait mal avant même d'en être guéri. Et ceci est tellement vrai que j'ai vu des hommes devenir plus sages ou plus circonspects, ni par vertu, ni par raison, mais pour ne pas être repris de syphilis. Or cette maladie se communique d'une femme à l'autre par l'intermédiaire d'un tiers; et si, comme j'en suis convaincu, celui-ci s'abstient quand il est malade, que devient donc ce prétendu virus, sa doctrine et ses spécifiques? Que sont devenus ceux qui ont repoussé l'idée de se croire infectés par ce prétendu virus ? Le voulez-vous savoir ? Ils sont devenus sains, bien portants : eux, leurs femmes et leurs enfants, car quel est le jeune homme, pour peu qu'il ait vécu, qui n'a pas eu son petit écoulement, sa petite plaie, etc., et beaucoup de jeunes gens ont été parfaitement guéris à l'exclusion des préparations mercurielles et autres prétendus antisyphilitiques.

Toutes ces circonstances auxquelles je pourrais en ajouter d'autres prouvent que l'existence du virus syphilitique, comparé à celui de la variole est encore problématique. En le supposant aussi réel que le virus miasmatique et matériel de la petite vérole, le caractère évidemment inflammatoire de celle-ci, les agens antiphlogistiques qu'il faut toujours placer en première ligne dans son traitement, me font conclure que la méthode antiphlogistique doit aussi réussir dans le traitement de la syphilis, au moins dans le début de la maladie.

Le rapprochement de la variole avec la syphilis, pour faire ressortir leurs analogies et leurs différences, sans parler de l'origine si authentique pour l'une, si douteuse pour l'autre *, tend à prouver que la méthode rationnelle, si heureusement employée pour l'une est applicable à l'autre, sans en exclure absolument des moyens thérapeutiques, même les préparations mercurielles dont l'expé-

* Dans les deux systèmes en opposition sur la nature de la syphilis, la question de son origine a été long-temps et très-vivement débattue. Cela devait être, car sa solution en faveur de l'un contribuera au renversement de l'autre. L'Académie jugera de l'importance et de l'intérêt général de cette question par les deux citations suivantes. L'une est tirée de la Bible, édition de 1608, livre du lévitique, p. 93, chap. 15.

« Vir qui patitur fluxum seminis, immundus erit. Et tunc judicabitur huic vitio subjacere, cum per singula momenta adhœserit carni ejus, atque concreverit fœdus humor. Omne stratum in quo dormierit, immundus erit et ubicumque sederit. Si quis hominum tetigerit lectum ejus lavabit vestimenta sua, et ipse lotus aquâ immundus erit usque ad vesperum. Si sederit ubi ille sederat, et ipse lavabit vestimenta sua; et lotus aquâ, immundus erit usque ad vesperum.... » Cette maladie,

rience a constaté les bons effets dans maintes circonstances et dans la syphilis en particulier.

Quant à ceux qui ne seraient point encore convaincus du caractère essentiellement inflammatoire de la variole, il doit suffire de leur prouver son analogie frappante, sa presque identité avec la brûlure, sous le rapport des sympathies, des irritations, des inflammations concomitantes, et du traitement de l'une et de l'autre, pour faire cesser leur doute.

Intimement liée aux phlegmasies cutanées dont elle est la plus grave, aux phlegmasies sous-cutanées avec lesquelles elle a de grands rapports, et qu'elle fait naître si souvent, plus intimement unie encore aux phlegmasies viscérales ou membraneuses avec lesquelles elle marche presque toujours, intimement liée aux maladies épidémiques et contagieuses, aussi distincte des fièvres essentielles avec lesquelles on la confondait, que d'autres maladies le sont des fièvres inflammatoires, muqueuses, bilieuses, putrides, malignes, typhoïdes, etc., avec lesquelles on les confond encore, la variole à elle seule résume toutes les

comme on voit, était connue dès la plus haute antiquité. On croyait alors sa contagion bien plus facile qu'elle ne l'est véritablement.

Voici une opinion contraire sur l'origine de la syphilis, émise par Voltaire :

« Quand les Français à tête folle
» S'en allèrent dans l'Italie,
» Ils gagnèrent à l'étourdie
» Et Gènes et Naples et la v.....
» Puis ils furent chassés partout;
» Et Gènes et Naples on leur ôta.
» Mais ils ne perdirent pas tout
» Car la v..... leur resta. »

Le spirituel et très-moqueur poète pourrait bien avoir sacrifié la vérité à l'ironie.

inflammations. C'est le pivot de la pathologie, de la thérapeutique, de la clinique pour toutes les maladies de la première classe, de celles dont on connaît la cause prochaine, le siège et le traitement. C'est la clef de voûte de l'édifice à élever à la médecine, si des circonstances heureuses réunissent et favorisent des ouvriers laborieux. Celui qui saura bien la pathologie et la thérapeutique de la variole, y compris le traitement de la convalescence, possédera d'excellents principes, des connaissances précieuses qui lui faciliteront singulièrement l'étude des phlegmasies qui forment la très-grande majorité des maladies.

Ceci posé, je réclame encore votre attention, j'en appelle à vos lumières, à votre impartialité pour juger le résultat de mes efforts, la valeur de la doctrine de mon choix, la justesse de mon épigraphe. Pour compléter l'étude d'un sujet aussi important, je l'ai divisé en trois sections. La première comprend des considérations historiques, théoriques et numériques sur la variole dont je vais vous entretenir. La deuxième et la troisième comprennent quinze observations particulières et la description de la variole dont je vous parlerai ultérieurement.

## CONSIDÉRATIONS HISTORIQUES, THÉORIQUES ET NUMÉRIQUES SUR LA VARIOLE *.

La petite vérole, classée dans le troisième ordre des pyrexies de la nosologie de Cullen, est considérée par ce savant praticien, comme une *fièvre éruptive* ou exan-

* Dans ma classification nosologique basée sur le solidisme dont j'ai fait choix, la variole est placée dans la première classe qui comprend les phlegmasies et les hémorrhagies; première division, phlegmasies aiguës et phlegmasies chroniques; première section, phlegmasies aiguës; deuxième ordre, phlegmasies cutanées; quatrième genre, phlegmasies cutanées générales aiguës, épidémiques et contagieuses.

thématique. Elle est placée au premier rang des phlegmasies cutanées dans la nosographie philosophique de Pinel. Les médecins de l'antiquité ne la connaissaient pas. Hippocrate et ses successeurs, jusqu'en 565 ou 570, n'en font aucune mention dans leurs écrits. Rhazès et Avicenne, médecins arabes du moyen âge, la décrivirent les premiers ainsi que la rougeole. Mais Sydenham nous en donna l'histoire avec ce grand talent dont il fait si souvent preuve dans toutes les descriptions d'épidémies. Il s'est acquis des droits à notre reconnaissance en simplifiant son traitement, en signalant surtout les inconvénients, les accidents fort graves qui résultaient de l'emploi des remèdes échauffants, toniques et stimulants, conseillés d'après de faux principes, pour favoriser l'éruption et son développement, et qui provoquaient de violentes réactions sympathiques et des phlegmasies viscérales.

Sydenham rendit un grand service à l'humanité en signalant d'aussi funestes abus; et si, comme on doit le croire, il a posé le premier en principe d'ouvrir la veine dans la variole, il donna un précepte aussi salutaire que probant pour son tact médical; précepte qui l'aurait conduit à des découvertes pathologiques plus importantes, s'il n'eût été imbu de l'humorisme qui régnait alors. Il faut prendre garde, dit-il, que l'éruption ne devienne trop considérable, soit en couvrant trop le malade, soit en échauffant trop sa chambre, soit par l'usage de remèdes chauds et des cordiaux. Ceux-ci causent souvent la phrénésie, ou rendent la variole confluente, parce que, dans le premier cas, l'irritation sympathique de l'encéphale devient idiopathique et prédominante; parce que, dans le second, l'irritation, artificielle ajoutée à celle dont la peau est affectée, la rend plus grave. Voilà ce que Sydenham aurait dû ajouter pour donner à son opinion toute l'exactitude et la fécondité désirables. Ses restrictions sur l'emploi des saignées, des vomitifs et des purgatifs, son hésitation, on le voit, découlent de l'humorisme, la physiologie et l'anatomie pathologique n'étant point alors assez avancées pour le détromper.

S'il arrive, dit-il encore que, pour avoir été saigné mal à propos, ou pour s'être refroidi, les pustules disparaissent, ou que le visage et les mains se désenflent, il faut avoir recours aux cordiaux, mais prendre garde de ne pas faire le moindre excès. Et, comme s'il reconnaissait tous les inconvénients qui peuvent en résulter, il ajoute presque aussitôt que les cordiaux donnés en vue d'accélérer l'éruption la retardent, et qu'alors en faisant boire aux malades de la petite bierre, en leur ôtant une partie des couvertures qui les accablent, il a facilité la sortie des pustules et retiré les sujets du danger où ils étaient. Quand l'éruption n'allait pas bien, il donnait, au moins une fois, un *doux cordial*, le laudanum liquide, le diascordium, étendus dans des infusions cordiales appropriées. Sa recommandation de ne pas laisser mettre les malades au lit, de leur faire garder la chambre pendant la période d'incubation et le commencement de l'éruption est applicable seulement à ceux chez qui les phénomènes d'invasion, les symptômes de réaction sympathique, sont peu graves, et en l'absence de toute complication fâcheuse, comme dans la variole discrète. Au déclin de la maladie, quand les pustules se convertissent en croûtes, il donnait cinq à six cuillerées de vin de Canarie, ou autre cordial tempéré. La diarrhée ne lui fournit aucun sujet d'indication spéciale, mais il blâme les femmelettes ignorantes qui ont causé la mort de plusieurs milliers d'enfants, en voulant l'arrêter mal à propos. Il entretenait la salivation dans toute sa force en donnant beaucoup de petite bierre, le laudanum liquide, ou le sirop d'opium dans une eau distillée.

Il donnait les narcotiques à haute dose, il saignait abondamment les malades, quand le délire venait à la suite de la suppression de la sueur. Les malades qui succombent alors ne meurent pas, dit-il, parce que les pustules rentrent, mais parce que le visage n'enfle pas. Or, tout ce qui tempère le sang, comme la saignée et un rafraîchissant modéré, doit être aussi avantageux que l'usage des narcotiques pour procurer cette enflure. Ce n'est pas, ajoute Sydenham, que je conseille la saignée dans tout délire survenu dans la variole. Je la recommande dans le délire qui vient de ce que le visage n'enfle pas, ou quand il est provoqué par un régime trop échauffant.

Dans tout cela, le génie du praticien perce à travers les ténébres de l'humorisme et les imperfections de l'anatomie pathologique et de la physiologie de cette époque. Il y a dans ce traitement, vous le voyez, beaucoup d'hésitation, d'incertitude, d'erreurs graves. Je devais vous les signaler, parce que Sydenham est le premier qui ait reconnu les résultats funestes de la pratique de ses prédécesseurs et de ses contemporains, et perfectionné, en partie du moins, la thérapeutique de la variole, bien qu'il ait laissé beaucoup à faire.

Frank se borne à dire qu'il faut traiter cette maladie d'après le caractère de la fièvre qui la complique; ce praticien est trop imbu des principes de l'humorisme, ses préceptes de thérapeutique sont en opposition trop flagrante avec ce que l'expérience et la raison enseignent, pour reproduire tous les jeux de son imagination sur les altérations des fluides, dans les fièvres éruptives et autres.

Cullen ne voit pas davantage l'influence de la variole sur les organes. Il s'occupe exclusivement de l'altération qu'elle suscite dans les fluides ; et pour que vous ne puissiez pas supposer qu'il y a de l'exagération dans mes assertions, voici un passage qui vous mettra à même d'en juger*.

« Il est évident que la contagion de la petite vérole agit comme un ferment sur les fluides du corps humain et en assimile une grande partie à sa propre nature ; il est probable que la quantité du fluide ainsi assimilée est à peu près la même chez les différentes personnes, en proportion du volume de leur corps. Ce fluide sort en partie par la transpiration insensible, et se dépose en partie dans les pustules ; mais quoique les quantités de fluide ainsi assimilées au levain varioleux soient presque égales, celles qui sortent par les deux voies que je viens d'indiquer, varient beaucoup chez les différents individus. C'est pourquoi, si l'on peut parvenir à connaître les causes qui déterminent une plus grande quantité de fluide à passer plutôt par une voie que par l'autre, on découvre celles qui donnent lieu à un plus grand nombre de pustules, chez un individu que chez l'autre. »

Ces explications, sur l'action du ferment varioleux sur les fluides, sont fournies par l'humorisme. Cullen en déduit des indications thérapeutiques erronées sur lesquelles est basé un traitement dont les résultats sont d'autant plus funestes qu'on s'applique davantage à combattre les dispositions des fluides à se putréfier, à prescrire des vomitifs et des purgatifs, quand la région épigastrique est douloureuse, quand il y a vomissement, en restreignant l'emploi de la saignée à un nombre de cas très-limité, ou en la proscrivant tout-à-fait. Lorsque la perte des forces, ajoute Cullen**, et d'autres marques de la tendance des fluides à la putridité se manifestent, il est nécessaire de donner

* Cullen, traduit par de Lens 1819. T. II, p. 13.

** Page 25.

l'écorce du Pérou en substance et en *grande quantité.* Il est utile, dans le même cas, d'user librement des acides et du nitre, et il est encore convenable de donner du vin hardiment. Les narcotiques, les vésicatoires, les antimoniaux sont recommandés avec tout autant d'assurance. D'après cela ne soyez pas surpris des complications si fréquentes de la variole avec les fièvres dites essentielles, du plus mauvais caractère, ni de la mortalité de vingt et de vingt-cinq par cent varioleux, les autres parvenant très-difficilement à se soustraire aux phlegmasies chroniques consécutives de maladies aiguës incomplètement terminées. Si vous comparez ces résultats avec ceux des quatre ou cinq décès sur cent varioleux, à des guérisons plus promptes, mieux consolidées, si vous les comparez à ceux obtenus par un traitement antiphlogistique plus ou moins énergique, aidé ou secondé par la révulsion, tel qu'il est tracé d'après les principes du solidisme, des différences si remarquables, si authentiques fixeront votre attention. Les succès qu'il vous procurera, sanctionnés par la triple autorité des chiffres, des faits et du raisonnement, décideront votre choix, et vous proclamerez la supériorité d'une telle doctrine.

Les erreurs de l'humorisme et le danger des moyens qu'il indique dans le traitement de la petite-vérole, ne ressortissent pas seulement aux ouvrages des médecins étrangers, on les retrouve dans ceux des nationaux. Le célèbre auteur de la Nosographie Philosophique adopte tous ces principes, prescrit les mêmes remèdes. Il cherche d'abord à caractériser les différences de la variole discrète et de la variole confluente, différences qu'il ne sait point apprécier, dont il aurait tiré un grand parti dans l'application pratique, s'il avait reconnu et démontré qu'elles provenaient uniquement des inflammations sympathiques ou idiopathiques qui compliquent la variole, et non des fièvres essentielles auxquelles il la rattache. Je ne comprends pas comment il a pu placer au rang des symptômes accidentels de la variole confluente, la péripneumonie, la pleurésie, l'ophtalmie, le délire, l'hématurie ; et parmi ses complications la fièvre adynamique, la prostration des forces, etc., etc *. Il faut être bien aveuglé par l'humorisme, il faut ignorer les plus simples notions de physiologie et de pathologie, il faut méconnaître la signification des mots, pour donner une péripneumonie, une pleurésie, l'ophtalmie pour des *symptômes* de variole ; la fièvre adynamique, la prostration des forces pour des complications de cette maladie.

Le doute philosophique qui domine dans la Nosographie de Pinel, mettrait le médecin qui le prendrait pour guide, dans l'impossibilité de découvrir à quelles indications thérapeutiques il veut satisfaire, quels moyens curatifs il préfère, parce que presque partout, à côté des avantages du remède qu'il propose, il montre les fâcheux effets qu'il peut produire. Il est impossible de mettre un médecin inexpérimenté, un praticien timide dans une perplexité plus cruelle. A l'égard de la petite-vérole, il prescrit sans hésitation les toniques, les excitants trop vantés par ses contemporains et ses prédécesseurs. « Le praticien, dit-il, aura même recours, dans certains cas, à la saignée et à tous les moyens les plus propres à calmer l'effervescence fébrile. Il est facile de voir que la variole confluente, par la complication la plus ordinaire avec la fièvre adynamique, exige un régime et des remèdes d'une autre nature ; qu'il faut avoir recours aux stimulants et aux toniques, à l'application des vési-

* Sixième édition, T. II, pag. 34.

catoires soit aux jambes, soit à la nuque, ou à la prescription du vin de quinquina et aux toniques les plus décidés, et tels qu'on les prescrit dans les fièvres adynamiques et ataxiques. On ne doit point d'ailleurs se dissimuler tous les dangers qu'entraînent certaines épidémies de variole décrites par les divers auteurs, et la difficulté de remédier à certains symptômes accessoires et dominants qui la rendent si funeste » *.

On doit bien moins encore passer sous silence les funestes effets d'une si mauvaise doctrine, les dangers d'un traitement aussi incendiaire, le contraste des opinions ci-dessus, du célèbre auteur de la Nosographie Philosophique, avec sa critique mordante des humoristes, pages 1 et 8 de son introduction, que je cite textuellement, afin de justifier ma préférence pour le solidisme : « J'écarte d'abord, par une sorte d'abstraction, ce jargon scientifique de médecine humorale et populaire qui a déjà donné lieu à des milliers de volumes toujours avidement accueillis par une crédulité confiante. Ces faux dehors de la science médicale, ainsi que l'habitude automatique de voir les malades et de leur prescrire au hasard des médicaments, ont été tour à tour le digne objet des traits satiriques de Pline, Montaigne, Molière, Boileau, etc., et n'offrirent jamais qu'instabilité, jactance et une source éternelle de dérision et de plaisanterie. Je ne traite ici que de la médecine comme une des sciences physiques. » ......... « Quelle stérile profusion d'écrits publiés depuis Galien jusqu'à nous, sur les désordres produits par la bile, la pituite, le sang, l'atrabile, comme si ces fluides jouaient sans cesse un rôle actif pour nous tourmenter et nous perdre ; que de théories vaines et

* Ouvrage cité, pag. 38.

dégoûtantes sur ces amas impurs des premières voies, sur la saburre, les saletés gastriques, les *humeurs putrides*, le *sang dissous* et autres jeux frivoles de l'imagination, qui ont passé de la poussière des écoles dans le langage familier, et qu'on retrouve même dans des ouvrages où brille d'ailleurs le vrai talent de l'observation. »

L'à-propos de cette citation est doublement applicable à mon sujet et à cette époque-ci, où l'humorisme renaît avec des prétentions que rien n'égale, si ce n'est l'obscurité de son insignifiant jargon.

En lisant les ouvrages de pathologie et de médecine pratique, on est étonné d'y trouver presque partout l'humorisme le plus grossier et la reproduction de ses principes. On se demande si tous ces auteurs n'ont pas écrit sous l'influence d'une imagination fascinée par les fausses lueurs de cette doctrine, ou dans un esprit de soumission par trop servile, sans avoir observé par eux-mêmes ou sans avoir tiré la moindre lumière de leurs observations.

Mon intention n'étant pas d'examiner toutes les théories vicieuses dans l'esprit desquelles on a décrit et traité la variole, ni de composer une monographie complète sur cette phlegmasie, mais d'en tracer une description générale dans laquelle les chiffres, les faits et le raisonnement servant de base au solidisme, prouvent les avantages de son application pratique, je terminerai ces considérations par de courtes réflexions sur la mortalité d'autrefois de la variole conduisant à la découverte de l'inoculation et de la vaccine, et sur le retour plus fréquent de la variole, soit que la vaccine ne soit pas assez propagée ou que l'influence préservatrice du vaccin se dissipe après un nombre d'années, qui n'est pas encore déterminé.

Depuis la fin du sixième siècle jusqu'au dix-neuvième,

la variole fut un des plus cruels fléaux de l'humanité. Tantôt elle moissonnait isolément les victimes, tantôt elle ravageait des populations entières par d'affreuses épidémies. Aucun de ceux qui en étaient frappés, ne pouvait se soustraire à ses marques indélébiles; plusieurs en conservaient les plus douloureux souvenirs, soit par des pertes irréparables, soit par de funestes difformités.

Une calamité si grande, si long-temps prolongée, excitait l'attention publique et des inquiétudes nouvelles. Des médecins imaginèrent d'aller au-devant de la variole plutôt que de l'attendre, de la provoquer pour la combattre plus efficacement avec des moyens préparés d'avance. De là naquit l'inoculation dont j'ai retracé les phases principales dans mon *Abrégé de l'Histoire de la Médecine*. Au milieu des généreux efforts en faveur de l'inoculation et des luttes qu'elle eût à soutenir, beaucoup de médecins, dans la louable intention de faire disparaître la petite vérole, proposent de placer les varioleux et les inoculés dans des établissements analogues à ceux destinés aux pestiférés. Faust et Junker développent ce projet et ils s'efforcent de le faire mettre en pratique. Hufeland et Finck publient quelques écrits dans le même but. Faust fait plus encore : sa patience toute germanique et un zèle infatigable lui font découvrir et publier que la petite vérole dévore annuellement quatre cent mille Européens. Les efforts, les importants travaux de tant de praticiens pour délivrer l'espèce humaine d'un fléau si redoutable les conduisent à la découverte de la vaccine attribuée à E. Jenner, si répandue par son neveu Henri, quoique Rabant-Pommier, de Montpellier, l'ait aperçue et appréciée avant eux.

Les bienfaits de la vaccine, la belle perspective de la disparition de la petite vérole, excitent l'émulation des médecins d'Angleterre, d'Allemagne, de France, du reste de l'Europe et du monde entier. L'enthousiasme et l'attention publique excitent, soutiennent le zèle des médecins. Puis l'admiration diminue, l'ardeur pour la propagation de la vaccine se ralentit. Faute de mesures efficaces que l'autorité peut prendre et faire exécuter, la propagation de la vaccine qui ne date pas encore d'un demi-siècle, se ralentit et la réapparition de la variole, aussi meurtrière qu'autrefois, accuse l'indifférence publique.

Des faits plus récents, aussi nombreux qu'authentiques portent à croire, s'ils n'ont prouvé que la vaccine perd ses qualités préservatrices après un certain nombre d'années, et expose à contracter sinon une véritable petite vérole, une phlegmasie cutanée moins dangeureuse, appelée varioloïde, d'autant plus forte que l'époque de la vaccination est plus éloignée.

L'apparition plus fréquente de la varioloïde, son augmentation d'intensité, à raison de l'éloignement de l'époque de la vaccination et d'autres motifs ont dû faire proposer les revaccinations pour prévenir les varioloïdes confluentes.

En France, le docteur Dezeimeris est un de ceux qui ont fait le plus et le mieux pour démontrer la nécessité et l'innocuité des revaccinations. Le Ministre de l'Instruction publique éclairé par les documents rassemblés par cet érudit médecin, en appela à l'Académie de médecine d'une décision précédente qui paraît avoir été prise par elle-même, trop précipitamment. Une commission nouvelle, plus nombreuse, fut nommée pour examiner plus sérieusement un sujet aussi grave et d'aussi haute importance.

En Angleterre, l'extension de la variole et l'influence protectrice de la vaccine ont été dans la société médico-chirurgicale de Londres, l'objet d'une discussion dont la

Gazette Médicale du 16 février 1839, a rendu compte et dont voici le résumé.

Le docteur Grégory, qui depuis long-temps est médecin de l'hôpital des varioleux de Londres, a déclaré que le nombre des malades admis dans cet hôpital, éprouva une augmentation subite vers le milieu de novembre 1837, et que cette augmentation continua pendant les mois de décembre, janvier et février suivants. Ce changement subit dans l'état sanitaire de la capitale de l'Angleterre parut surprenant, et l'on pensa qu'une épidémie si notable diminuerait bientôt. Mais ce fut le contraire; les varioleux y affluèrent de tous côtés. Le nombre le plus considérable des malades admis dans une seule année, à l'hôpital des varioleux, depuis sa fondation en 1746, fut de 646, en 1781, année où la variole régna avec une grande violence et fut très-funeste. Du 1er janvier 1838 au 1er décembre suivant, le nombre des varioleux traités dans cet hôpital s'éleva à 681, 35 en plus de l'année 1781, époque à laquelle la vaccine n'était pas connue. A dire vrai, la ville de Londres était bien plus populeuse en 1838 qu'en 1781, et, sur les 681 varioleux, 281 avaient été vaccinés *.

Le docteur Grégory ajoute qu'il avait cherché à savoir si la variole s'était étendue avec la même activité dans les autres parties du monde, et que le comité de l'association médicale des provinces lui avait assuré qu'elle se répandait d'une manière effrayante sur toute l'Angleterre, et qu'alors, en novembre suivant, il n'y avait peut-être pas une seule ville, un seul village où elle n'exerçât des

* Voici la note statistique sur les cas de variole, reçus en 1838 à l'hôpital des varioleux de Londres, par le docteur Grégory, publiée dans la Gazette Médicale du 14 mars 1840.

Il y a entre cette note et celle du mois de février de l'année précé-

ravages. Il n'avait point encore reçu de réponse suffisamment positive à la question qu'il avait adressée relativement au nombre des sujets vaccinés et non vaccinés qui avaient été atteints de la variole. Il se borna donc à rapporter les faits fournis par les médecins du Wurtemberg, de la Prusse, du Danemark, etc. ; puis arrivant aux chiffres fournis par les malades traités à l'hôpital des varioleux, il dit que, dans ces derniers mois, sur 110 varioleux reçus, il y en avait 50 qui avaient été vaccinés à une époque antérieure, et 60 qui ne l'avaient jamais été.

Il ressort donc de l'examen des chiffres recueillis dans le même hôpital, que la petite-vérole qui survient à la suite de la vaccine, éprouve une modification notable

dente, des différences qui sont restées inaperçues par la Gazette, et que je ne puis expliquer.»

| AGE. | NON PROTÉGÉS PAR LA VACCINE, ni une 1re attaque de variole. | | VACCINÉS. | |
|---|---|---|---|---|
| | ADMIS. | MORTS. | ADMIS. | MORTS. |
| Au-dessous de 5 ans.. | 42 | 20 | 0 | 0 |
| De 5 à 9 ans........ | 37 | 11 | 5 | 0 |
| De 10 à 14 ans...... | 30 | 8 | 25 | 0 |
| De 15 à 19 ans...... | 103 | 32 | 92 | 6 |
| De 20 à 24 ans...... | 119 | 50 | 108 | 15 |
| De 25 à 30 ans...... | 45 | 23 | 55 | 8 |
| De 31 à 35 ans...... | 12 | 7 | 13 | 1 |
| Au-dessus de 35 ans.. | 11 | 6 | 4 | 0 |
| | 399 | 157 | 302 | 30. |

tout-à-fait en faveur de cette dernière. De l'examen des 600 ou 700 cas qu'il avait recueillis sur ce point, il résultait que la variole avait été modifiée dans 60 cas sur 100 chez les sujets vaccinés. Chez les 40 chez lesquels la maladie n'offrait pas de modification, le résultat était le même que chez ceux qui n'avaient point été vaccinés du tout; la mortalité était à peu près la même. Sur 100 cas de petite-vérole après la vaccine, 9 environ se terminaient par la mort, près d'un dixième. Sur 100 sujets non protégés par la vaccine, 25 succombaient, un quart! Il a vu, il est vrai, dans quelques années, la mortalité descendre jusqu'à 17 pour cent. Mais le chiffre 25 est celui qui se rapproche le plus de la moyenne.

Quant aux 40 sujets vaccinés, chez lesquels la variole n'avait éprouvé aucune modification, il n'était point disposé à adopter l'explication donnée de cette anomalie apparente, par quelques écrivains qui pensent que la vaccination n'avait été qu'imparfaitement pratiquée. Il croit que cette explication ne serait applicable qu'à un très-petit nombre de ces 40 sujets.

Arrivant ainsi à la question la plus importante qui se rattache à la vaccination, celle de l'influence que le temps exerce sur son pouvoir protecteur, il ne doutait nullement que la vaccine, lorsqu'elle avait été employée d'une manière convenable, ne protégeât l'enfant pendant un certain temps. Dans tous les cas de petite-vérole qu'il a observés chez les sujets vaccinés, il y avait, sans exception, plus de *quinze ans* que les sujets avaient été vaccinés, et il n'a pas vu un seul cas grave où il y ait eu un moindre intervalle entre les deux maladies. Il a vu seulement, chez un ou deux enfants âgés de 8 à 9 ans, une varioloïde très-bénigne; mais jamais sous cette forme, à une époque de la vie moins avancée.

L'époque la plus rapprochée de la vaccine où il ait vu la variole se terminer par la mort, est de 15 ans ; et la mortalité augmentait ensuite à mesure que les personnes avançaient en âge, le plus grand nombre de ceux qui mouraient ayant été vaccinés 25 ou 30 ans auparavant.

Les caractères de la vaccine dont on s'est tant occupé sur le continent, lui paraissent n'avoir aucune valeur indicative du succès de la vaccination. Il a vu, dans les cas les plus graves, à la suite de vaccine, des cicatrices qui ne laissaient rien à désirer.

Des faits confirmatifs des précédents se renouvellent souvent et partout. En voici encore un, publié en 1837 par le docteur Alph. Dupasquier, dans le *Compte rendu des travaux de la société de Médecine de Lyon*, page 34, sous le titre de Fièvres éruptives :

« M. Baumers vous a rendu compte d'une épidémie de variole qui a régné dans le faubourg Saint-Clair, et que M. le Préfet du département du Rhône l'avait chargé d'observer. Sur une population composée de 300 ménages, il y avait *seize malades* atteints de petite-vérole, quand votre collègue est allé remplir sa mission. L'épidémie avait commencé dans les premiers jours d'avril ; la maladie était généralement simple, et cependant la mortalité s'est élevée au *tiers du nombre total des malades*. En général, l'affection variolique ne *devenait grave que par l'inobservation des préceptes de l'hygiène et par l'usage du traitement stimulant.* »

« La vaccine est peu pratiquée dans le faubourg Saint-Clair. Parmi les individus qui avaient été soumis à la vaccination, deux ont été atteints de la variole, mais chez eux la maladie a été très-bénigne. »

Enfin le docteur Villeneuve, rapporteur de la commission de vaccine à l'Académie royale de Médecine, pour l'année 1838, en déclarant que le nombre des vaccinations qui se pratiquent annuellement en France, peut être évalué aux quatre cinquièmes des naissances, ajoute cependant que la variole a fait périr cette année-là 1,076 individus dans les départements, et 357 à Paris (1433). Beaucoup de ces derniers, à dire vrai, appartiennent à la classe ouvrière qui vient de tous les points de la France chercher des travaux dans la capitale *.

Ces chiffres, ces faits et ces assertions ont tous les caractères d'authenticité désirables. Ils sont tellement graves, si probants, que j'ai dû les rapporter textuellement. Je vous ai fait remarquer la fâcheuse proportion de 25 morts sur 100 varioleux, et de près d'un dixième pour les varioloïdes, parce que j'espère vous prouver que des proportions si défavorables résultent plutôt de l'emploi des toniques, des excitants, des antiputrides et autres moyens incendiaires, que de la gravité de la maladie. La supériorité du solidisme sur les autres doctrines médicales n'est nulle part mieux démontrée que dans son application à la thérapeutique de la variole. Voilà pourquoi elle occupe une place si importante dans la classe des phlegmasies sur lesquelles elle jette une vive lumière.

Des faits publiés en France, en Angleterre et dans toute l'Europe, il résulte que la petite-vérole reparaît et se propage de plus en plus, la vaccine n'étant pas assez répandue; que ses propriétés préservatrices, s'affaiblissant au bout de 10 à 15 ans, sont douteuses, ou nulles au bout de 15 à 20 ans; que les revaccinations doivent être encouragées. La sollicitude du gouvernement pour les intérêts de la France et de l'humanité provoque de

* Voir le Bulletin de l'Académie royale de Médecine, du 15 janvier 1841, page 296.

nouvelles recherches, et les documents nécessaires pour s'opposer à la réapparition de la petite-vérole, aux dangers croissants de la varioloïde. En terminant ces considérations, je dois ajouter que le Ministre de l'agriculture, des travaux publics et du commerce, a adressé aux préfets une circulaire tendant à obtenir des renseignements plus complets sur l'état de la variole en France. L'ensemble des renseignements recueillis à cet égard dans tous les départements, peut seul mettre le gouvernement à portée d'introduire dans cette partie du service public les améliorations dont l'expérience aura démontré l'utilité.

Des considérations historiques, théoriques et numériques précédentes, il résulte :

1° Que la petite-vérole est connue depuis 1200 ans ;

2° Que les efforts des médecins, impuissants jusqu'au XIX^e^ siècle, furent couronnés d'un succès complet par la découverte d'un préservatif merveilleux qu'il importe de propager sans relâche ;

3° Que, la vaccine étant mise en pratique partout, la variole, comme la lèpre, cesserait d'affliger l'espèce humaine ;

4° Que sa gravité est d'autant plus grande qu'elle est plus confluente ; d'autant plus compliquée, que les toniques et les stimulants sont plus largement employés ;

5° Que l'empirisme, l'humorisme et les autres doctrines qui prescrivent l'emploi exclusif de ces agents thérapeutiques ou leur combinaison avec les antiphlogistiques, ont eu des résultats plus ou moins funestes ;

6° Qu'une doctrine mieux fondée, plus rationnelle, sanctionnée par la triple autorité des chiffres, des faits et du raisonnement, fournit des résultats supérieurs à ceux de ces théories vicieuses ;

7° Que cette maladie et plusieurs autres ont amené

des changements de système attribués à l'instabilité médicale, par des critiques plus capables d'aiguiser un trait piquant que d'arracher un secret à la nature.

Ces conclusions sont rigoureusement déduites. L'examen comparatif des observations qui les suivent, avec les chiffres et les faits qui précèdent, me paraissent justifier la doctrine dont j'ai fait choix, et les principes thérapeutiques que j'en tire. Vous en jugerez quand toutes les pièces de cet important procès seront mises sous vos yeux.

# APERÇU

SUR

# LA DYSSENTERIE

## OBSERVÉE PENDANT LE DEUXIÈME QUADRIMESTRE DE 1841.

---

Les phlegmasies pulmonaires chroniques, surtout les phthisies qui avaient fait tant de victimes en avril 1841, devinrent de plus en plus rares dans les quatre mois suivants. Mais il survint, en juillet et août, une dyssenterie épidémique dont je vais esquisser les principaux caractères.

Le 1er mai 1841, il y avait à l'hôpial, comme je l'ai dit page 131 ci-dessus, 379 malades, dont 188 fiévreux. Du 1er mai au 1er septembre, il y eut 1780 entrés, dont 1286 fiévreux; 1679 sortis, dont 1126 fiévreux; 102 morts, dont 89 fiévreux. La proportion est de 12 guérisons $\frac{58}{89}$ pour un décès, et les fiévreux forment encore les deux tiers environ de la totalité des malades. Des 13 autres décès, il y en a 2 seulement aux vénériens. Les 1126 fiévreux sortis par billet ont donné 21 404 journées, ou la moyenne de 19 $\frac{20}{1126}$ journées de traitement suivi de guérison.

La fin du printemps et le commencement de l'été furent généralement froids et pluvieux, circonstance qui peut avoir eu une grande influence sur le développement de la dyssenterie. Elle apparut vers la fin de juin, et elle devint si fréquente, que plus de la moitié des fiévreux reçus dans les deux mois suivants en furent atteints.

Le plus communément elle débuta sous la seule influence de la constitution médicale, tantôt précédée d'embarras gastro-intestinal, ou d'une diarrhée de deux ou plusieurs jours; d'autres fois elle éclata sans cause connue ou avouée, à la suite d'exercices gymnastiques ou militaires, de manœuvres et de courses à cheval ; après avoir mangé trop de fruits verts ou d'autres aliments tels qu'une salade très-vinaigrée, du lait caillé, et plus souvent après l'ingestion d'une grande quantité d'eau froide, le corps étant très-échauffé. Quelques militaires malheureusement inspirés s'avisèrent de boire de l'eau-de-vie ou du vin blanc tenant en dissolution une grande quantité de coloquinte ; de prendre immodérément du baume de copahu pour se débarrasser d'une diarrhée ou d'une urétrite. A l'égard de la dyssenterie provoquée par la coloquinte dont l'observation fut recueillie et commentée à ma clinique, j'ai fait remarquer la tolérance de l'estomac et de la majeure partie de l'iléon, telle que la drogue ayant été avalée à huit heures du soir, il s'ensuivit un sommeil prolongé jusqu'à deux heures du matin, époque à laquelle un doulourex réveil fut suivi des plus violentes tranchées, puis d'évacuations alvines, sanguinolentes, accompagnées d'épreintes et de ténesme. Ce passage d'un agent thérapeutique sans trouble ni excitation notables sur l'estomac et l'iléon, pour aller irriter si violemment le colon, est un fait remarquable.

Les symptômes furent nombreux, comme cela devait être. Je ne les décrirai point en détail; mais je rappellerai les plus communs et les plus caractéristiques. Chez les soldats originairement faibles ou dont la constitution avait été détériorée par des affections morbides des poumons ou de l'estomac, ou par d'autres maladies, comme ces deux jeunes soldats au service depuis quinze jours, dont les cheveux et les poils avaient blanchi, quoiqu'ils n'eussent pas vingt-un ans, et qui avaient eu la teigne, des tumeurs et des ulcères scrophuleux, comme chez les sujets robustes, bien constitués, les plus fâcheux symptômes furent les suivants : pâleur et refroidissement général avec crispation de la peau et coloration cyanosée, avec froid des extrémités, des oreilles, du nez et de la langue qui est couverte d'un enduit blanchâtre, et dont les papilles sont hérissées ; faiblesse et dépression considérable du pouls, empâtement de l'abdomen causé par le développement et l'épaississement des membranes des intestins, ou sa rétraction produite par la contraction violente, la diminution de calibre de l'iléon et du colon ; défécations renouvelées jusqu'à quatre et six fois par heure, jour et nuit, presque toujours sanguinolentes à l'époque de l'entrée à l'hôpital, puis avec des flocons ou paquets blanchâtres comme la fibrine provenant d'un caillot de sang soumis à un lavage prolongé, ou avec des mucosités glaireuses comme du blanc d'œuf à demi-coagulé, assez souvent avec expulsion d'un ou plusieurs lombrics, puis déjections herbacées ou séro-sanguinolentes ou sanieuses comme de la lie de vin, et le plus ordinairement d'une odeur putride infecte quelque temps avant le décès. Dans les premiers jours, elles étaient précédées de tranchées, de coliques autour et au-dessous de l'ombilic, tantôt avec dysurie, excrétion d'urine rare ou presque nulle, douleur très-vive derrière le pubis ou bien à la partie postérieure du bassin, au niveau des vertèbres lombaires, ces défécations étant accompagnées d'épreintes et de ténesme qui retenaient long-temps les malades sur la chaise percée, avec douleur très-aiguë à la partie inférieure du rectum, à l'anus plus ou moins béant, au travers duquel on voyait la rougeur, les excoriations et ulcérations de la dernière portion de cet intestin. Des symptômes concomitants ou consécutifs étaient fournis par la partie supérieure de l'appareil digestif: les nausées, les vomituritions, les vomissements d'un liquide biliaire verdâtre ou jaunâtre, précédés ou accompagnés de hoquet, s'observaient quelquefois dès l'entrée à l'hôpital, et plus souvent dans la dernière période de la maladie. Il y avait ordinairement une soif très-vive; et, dans beaucoup de cas, une répugnance gastrique telle que les malades ne pouvaient supporter ni l'eau de riz, ni la gomme. La tisanne commune ou l'eau pure étaient seules tolérées. La voix plus ou moins affaiblie se voilait ou se cassait complètement. Une altération profonde du facies, l'excavation des yeux, une chaleur intérieure dévorante qui portait le malade à se découvrir à tout moment, étaient de fâcheux symptômes. La petitesse, la dépression croissante du pouls, le hoquet, les vomissements, l'anus béant furent des signes mortels, soit qu'ils se manifestassent dès l'entrée à l'hôpital, soit qu'ils survinssent plus tard.

Dans quelques cas, les malades en proie aux plus vives angoisses, dans une anxiété continuelle, et dont le trouble intellectuel provenait plutôt du défaut que de l'excès d'excitation cérébrale, sortaient de leurs lits pour aller sur un autre, ou bien en quittant la chaise percée, ils se jetaient à la renverse sur leurs lits, s'exhalant en gémissements, en plaintes les plus lamentables, ou bien ils quittaient leurs couches souillées pour s'étendre sur le plancher. Ces scènes de désolation se renouvelaient presque toutes les nuits par chacun de ceux qui devaient bientôt succomber. Ou bien, ils étaient gisants sur le dos à demi-glacés, ayant les yeux excavés et le visage cadavéreux, sans pouls, ne pouvant plus respirer, comme s'ils allaient suffoquer. Dans ce dernier cas, à l'ouverture du corps, on était frappé à la vue des cavités thoraciques presque vides, et des poumons parfaitement sains, exsangues, pâles, adossés à la colonne vertébrale, au médiastin, et réduits au quart, au cinquième même, de leur volume.

L'obligation que je me suis imposée, il y a plus de vingt ans, de recueillir journellement des notes sur les maladies les plus graves, et d'en compléter l'observation par l'anatomie pathologique quand il y a lieu, me donnait dans cette circonstance, comme dans tant d'autres, la facilité de distinguer de prime-abord les cas mortels des cas graves et des cas simples qui furent les plus nombreux. En cette occurrence, et afin d'avoir plus de matériaux pour l'enseignement dont je suis chargé, j'ai dû faire transporter en juillet, dans la salle de clinique médicale (salle 5), garnie de trente-quatre lits, cinq dyssentériques gravement malades. Ils furent placés entre un militaire souffrant d'une hépatite, et deux autres qui avaient des entéro-péritonites chroniques, dont une tuberculeuse. Les dix premiers lits étaient occupés par des malades atteints de phlegmasies pulmonaires simples ou compliquées, et les dix derniers, par des malades dont un souffrait d'une arachnoïdite-encéphalo-rachidienne, et les huit autres, de phlegmasies diffuses (fièvres) typhoïdes. Un militaire du 18e léger, envoyé à l'hôpital le 19 juin, salle 5, N° 8, et convalescent d'une broncho-pneumonite compliquée d'iléite, fut pris, le 29 juillet, de la dyssenterie régnante; il en mourut le 10 août. Un autre militaire du 6e de ligne, couché au N° 6 de la même salle, entré à l'hôpital, le 18 juin, pour une maladie presque identique à la précédente, et dont la convalescence paraissait devoir s'affermir, fut aussi pris, le 30 juillet, de la dyssenterie régnante et il en mourut le 22 août. Ces deux faits me firent insister davantage sur les précautions d'assainissement susceptibles d'empêcher une propagation ultérieure. Mais un autre militaire du 22e léger, à l'hôpital depuis le 9 juin, couché au N° 27, et parfaitement convalescent d'une phlegmasie diffuse (fièvre) typhoïde des plus graves, fut pris de dyssenterie le 21 août; il en mourut le 28, comme vous le verrez dans l'observation ci-dessous. A cette époque, un autre militaire du 7e d'artillerie, à l'hôpital depuis le 9 juillet, et couché au N° 31, pour une encéphalo-méningite qui avait été traitée très-activement et pour laquelle l'application en dernier lieu de six moxas à la nuque, avait produit de bons effets, fut aussi pris de la dyssenterie dont il mourut le 4 septembre. Ces deux derniers cas et la perte imminente du malade couché au N° 6, me déterminèrent à faire transporter dans la salle 10 cinq convalescents de fièvres typhoïdes et d'autres atteints de phlegmasies pulmonaires, pour y recevoir les dyssenteries les plus graves, en laissant toutefois de huit à douze lits vacants pour la commodité des malades et pour empêcher le développement de l'infection. Malgré toutes les précautions hygiéniques mises en pratique jour et nuit, la dyssenterie vint assaillir encore, le 28 août, un militaire du 18e léger qui avait été reçu à l'hôpital le 10 juin, pour une variole confluente suivie d'un phlegmon diffus dans la presque totalité de la cuisse, du genou et de la jambe gauches. Il était couché dans une pièce contiguë à la salle 5. La dyssenterie l'extenua promptement, et il en mourut le 8 septembre*. Des faits analogues

* La nécroscopie fit reconnaître, indépendamment des altérations

furent observés dans la deuxième division de fiévreux moins nombreux cependant, parce que les entrants d'août furent reçus pendant vingt et un jours dans mon service. Ces faits me paraissent tout à fait dignes d'attention ; ils confirment ce que j'avais observé en Espagne et surtout dans les salles militaires de l'hospice des cliniques de Montpellier où j'avais vu la dyssenterie se communiquer à d'autres malades soit par contagion, soit par infection. C'est un point de pratique fort important, sur lequel je me borne à appeler l'attention de mes confrères.

La marche de la maladie fut, en général, de courte durée. Dans les cas les plus légers, elle cessa dans l'espace de trois à cinq jours ; dans l'espace de cinq à dix pour les dyssenteries confirmées, et enfin dans quinze, vingt jours et plus, pour ceux dont la guérison fut le plus difficilement obtenue. La mort survint quatre ou cinq jours après l'entrée à l'hôpital, de ceux chez qui le visage était profondément altéré, la peau froide, le pouls déprimé, insensible, chez qui il y avait le hoquet, des vomissements, une anxiété considérable, des tranchées, des coliques, des selles sanguinolentes, répétées à tout moment, accidents qui persévérèrent jusqu'à la fin, quoi qu'on ait fait. D'autres fois la maladie, traitée par des agents thérapeutiques très-énergiques, semblait s'arrêter un peu pour sévir ensuite avec une intensité nouvelle, et le malade succombait après dix, quinze et vingt jours.

Après quatre ou six jours de traitement, on trouvait

pathologiques profondes, désorganisatrices du colon, une tuberculisation miliaire générale des plèvres, la destruction des cartilages du genou, la carie des portions correspondantes du fémur, du tibia et de la rotule, la gangrène ayant détruit la majeure partie des muscles qui couvrent la moitié inférieure de la cuisse, et le tiers supérieur de la jambe, sans la moindre altération de la peau.

toute la membrane muqueuse du colon rougie, épaissie, hérissée d'une multitude de fongosités rougeâtres mollasses, faciles à détacher. Un simple raclage les réduisait en sanie rougeâtre identique à la matière des défécations. On voyait çà et là des excoriations de forme et d'étendue différentes. Les autres tuniques de l'intestin, la péritonéale surtout étaient très-injectées. Quand la mort survenait après un délai de huit à quinze jours, l'épaisissement des membranes du colon était bien plus considérable. Il y avait entre elles une infiltration séreuse qui leur donnait un aspect lardacé. On voyait çà et là des taches ou plaques noirâtres, avec un putrilage de même couleur qui exhalait une odeur de putridité gangréneuse parfaitement analogue à celle des défécations dans les deux ou trois derniers jours. D'autres fois, et plus spécialement chez ceux qui succombèrent au bout de dix à quinze jours et plus, le colon était manifestement ramolli, il était hérissé d'une multitude de boursouflements ou tubérosités, dont le volume et la forme variaient depuis la grosseur d'une balle de calibre jusqu'à celle d'une amande. L'existence de ces productions pathologiques dans l'intestin, causait sans doute la sensation qui portait les malades à s'épuiser en vains efforts de défécation. Dans tous les cas, on trouvait des excoriations et plus souvent des ulcérations nombreuses et variées dans le rectum, et parfois jusqu'au cœcum. Les altérations pathologiques furent toujours plus considérables à la fin du colon. Nous trouvâmes souvent aussi des portions d'iléon fort injectées, très-rouges dans toute leur épaisseur, et une portion plus ou moins considérable de l'estomac d'une couleur ardoisée ou d'une rougeur violacée, des lombrics dans diverses portions de l'appareil digestif. La vésicule était le plus ordinairement distendue par une bile poisseuse, d'un vert foncé. La vessie très-rétractée contenait ordinairement très-peu d'urine, disposition qui explique la diminution, parfois considérable de la sécrétion d'urine et la dysurie.

En somme, le rapprochement des symptômes avec les altérations pathologiques, indique que le point de départ de la maladie était dans le rectum, d'où elle irradiait dans la totalité du colon, jusque dans l'iléon et l'estomac.

Dans les cas les plus graves, tous les agents thérapeutiques restèrent impuissants, et la maladie marchait vers une terminaison funeste, quoi qu'on fît. Quand la violence du mal était moins prononcée, des succès et des revers furent attribués à des méthodes thérapeutiques différentes. La plus rationnelle, à mon avis, était de réchauffer le malade par des applications de larges sinapismes aux jambes, aux cuisses et aux bras, par des vases remplis d'eau bouillante, après quoi, on pratiquait une ou deux saignées de bras si le pouls se relevait, et des saignées capillaires par les ventouses et les sangsues sur le ventre et à l'anus, aussi souvent que l'état du malade le permettait. Après les évacuations sanguines, ou de prime-abord, j'ai prescrit un ipécacuanha, et bien rarement je l'ai répété. J'ai prescrit de préférence 5 à 6 décigrammes de proto-chlorure de mercure avec 5 centigrammes d'extrait gommeux d'opium en deux fois, deux ou trois jours de suite, quand les défécations ou les vomissements fournissaient des lombrics. Les potions opiacées ou les pilules d'extrait gommeux d'opium produisaient un meilleur effet quand la soif, les tranchées, les épreintes et le ténesme avaient cessé. Quand il y avait dysurie et de vives douleurs derrière le pubis et plus souvent à l'anus, les bains de siége produisaient au moins du soulagement.

Les tiers et les quarts de lavement amilacé, parfois avec addition d'opium, furent presque toujours rejetés immédiatement, l'exaltation de sensibilité du rectum étant poussée jusqu'à l'intolérance.

Des observations nombreuses de cette colite sur-aiguë furent souvent commentées dans mes leçons cliniques de juillet. Je ne manquais pas, quand il y avait lieu, d'en compléter l'histoire par la description des pièces d'anatomie pathologique. Un double motif me porta à expérimenter l'emploi d'agents thérapeutiques autres que ceux qui m'étaient indiqués. Il ne s'agissait pas seulement de démontrer aux élèves et aux sous-aides la gravité du mal et l'impuissance des remèdes, il fallait prouver que d'autres moyens ne réussiraient pas mieux, ou m'en emparer. Et comme il y avait parmi mes collaborateurs des sujets instruits, des sous-aides qui avaient passé plusieurs années en Afrique et qui étaient reçus docteurs en médecine, je m'adressai surtout à eux pour leur confier des malades, dans l'espoir qu'ils les connaîtraient mieux en les traitant eux-mêmes, résolu que j'étais de profiter de leurs succès, s'ils les devaient à des moyens autres que ceux de mon choix. En médecine pratique, on peut prendre ou recevoir d'utiles leçons à tout âge, dans telle position qu'on soit; et ce devrait être le résultat des consultations entre deux ou trois médecins.

Le docteur Revel répondit à mon appel. Son séjour prolongé en Afrique, les observations qu'il avait recueillies à ma clinique, me garantissaient son instruction. Je lui confiai donc un dyssentérique dont la situation me parut désespérée, dès l'entrée à l'hôpital, à la condition qu'il me fournirait chaque matin la note exacte des symptômes survenus dans les vingt-quatre heures précédentes, son opinion sur leur valeur ou signification, et la prescription de son choix. Cette condition est de rigueur pour empêcher les interprétations et les explications après l'accomplissement des faits. J'étais décidé à profiter de la leçon, s'il y avait lieu ; et le docteur Revel apporta un zèle et des soins dignes d'un plus heureux résultat, dans l'administration de l'ipécacuanha qu'il prescrivit deux fois, dans les frictions ammoniacales camphrées qu'il fit pratiquer sous ses yeux, dans l'emploi de l'opium qu'il donna à haute dose. Son malade mourut le 27 juillet, septième jour de l'entrée à l'hôpital. Cette leçon pratique aurait été renouvelée par d'autres sous-aides très-capables de faire un judicieux emploi de leur instruction, si l'enseignement clinique n'avait dû cesser pour procéder aux examens annuels. Le professeur peut en profiter, ou bien il y trouve un sujet de consolation, quand de telles expérimentations prouvent irrévocablement que d'autres agents thérapeutiques ne sont pas préférables aux siens. Voilà comme je comprends la clinique susceptible d'atteindre un degré de certitude égale à celle des autres sciences, et ce qui me force à dire, avant de rapporter l'observation dont j'ai parlé ci-dessus, pourquoi certaines maladies aiguës sont toujours ou presque toujours mortelles.

---

*Colite sur-aiguë survenue à une époque avancée de la convalescence d'une phlegmasie diffuse (fièvre) typhoïde, suivie de pneumo-pleurite gauche.*

R*** Louis-Jean-François, né le 22 décembre 1819, à St-Michel-la-Ronce, Ardèche, d'une taille de $1^{m},650$, brun, dont les muscles sont bien prononcés, d'un tempérament mixte, d'une forte constitution, chasseur au

22^e^ léger, est envoyé à l'hôpital, le 9 juin 1841, sixième jour de sa maladie.

A ma visite du soir, il se dit atteint d'une fièvre double tierce, dont les accès se correspondent alternativement tous les deux jours, et dont il ignore la cause. Il accuse une céphalalgie vive, avec douleur obtuse à l'épigastre; dégoût; soif très-vive, rougeur et sécheresse de la langue, chaleur halitueuse de la peau, sommeil pénible et rêvasseries; son pouls est plein, tendu, fréquent; sa respiration gênée ne laisse entendre aucun râle bien caractérisé. Dans la pensée que j'avais affaire à une fièvre intermittente dont l'accès touchait à sa fin, je prescrivis : Diète absolue, solution gommeuse acidulée, et bain de jambes sinapisé.

Le 10 au matin, le malade me dit avoir, depuis quatre heures, un violent accès de fièvre; sa langue est rouge, desséchée, sa soif insatiable; sa peau brûlante; son pouls tendu, fréquent. P. Diète absolue jusqu'à la fin du mois; gomme acidulée, deux et trois litres par jour; prescription conditionnelle de neuf pilules de sulfate de quinine, de 5 centigrammes chacune; le chirurgien de garde ayant été invité à visiter le malade à midi, pour substituer au sulfate de quinine 15 à 20 sangsues à l'épigastre dans le cas où les symptômes de gastrite prédomineraient. A trois heures, leurs piqûres saignaient bien et le malade en était soulagé.

Du 11 au 15, il devient évident que R*** s'était trompé dans sa déclaration. La phlegmasie diffuse (fièvre) typhoïde dont il souffrait, était caractérisée par les symptômes suivants : exacerbations très-vives pendant la nuit, avec insomnie et délire qui devient plus violent; langue rouge, desséchée; soif insatiable; constipation; sécheresse ardente de la peau à l'abdomen surtout; pouls fréquent, plein, tendu ; céphalalgie avec battement dans la tête, visage rouge, animé ; saignée de 500 grammes le 11, renouvelée le 12. Le sang présente un caillot médiocrement consistant, sans couenne, avec très-peu de sérosité ; deux lavements simples. Le délire devient continuel, plus violent la nuit, avec vociférations fréquentes et soubresauts continuels. L'excrétion de l'urine est involontaire comme celle des défécations provoquées par les lavements. Quatre ventouses scarifiées et 65 sangsues sont appliquées par intervalles sur le ventre, aux tempes et au-dessous des oreilles, avec des sinapismes aux jambes et des fomentations émollientes sur le ventre.

Du 16 au 20, le professeur Maillot, qui me remplaça pendant que j'étais alité et auquel j'avais dit que ce malade avait, depuis deux ou trois jours, plusieurs heures de rémission suivie d'exacerbations nocturnes, lui prescrivit le sulfate de quinine à la dose de 8 décigrammes, les 16, 17 et 18, et de 4 décigrammes les 19 et 20.

Du 21 au 25, je retrouvai le malade avec la langue rouge, desséchée ; le ventre un peu chaud et météorisé, la peau sèche, un peu moins ardente ; quelques selles en diarrhée ; diminution du délire et un peu de sommeil ou d'assoupissement. Décoction de riz gommée et édulcorée, deux ou trois litres par jour ; 6 ventouses scarifiées et 25 sangsues sur le ventre en deux fois, fomentations émollientes, demi-lavements amilacés et vésicatoires aux bras.

Du 26 au 30, diminution plus sensible du délire, de la chaleur ardente de la peau, de la rougeur et de la sécheresse de la langue ; excrétion involontaire de l'urine, la nuit surtout, avec assoupissement pendant la majeure partie du jour ; continuation des soubresauts et de la soif ; sudamina sur les parties latérales du thorax, manifestation d'une rougeur érysipélateuse à la partie postérieure du bassin. A la diarrhée, succède la constipation. Diminution progressive de la sécheresse ardente de la peau, de la fréquence du pouls, retour par intervalles des facultés intellectuelles. Solutions et potions gommeuses; 4 ventouses scarifiées et 6 sangsues sur le ventre, 8 autres au-dessous des oreilles; lotions réfrigérantes sur le front; vésicatoires aux jambes, guimauve lactée et édulcorée 125 grammes tous les matins.

Du 1er au 10 juillet, diminution et cessation du délire, des excrétions involontaires, des exacerbations fébriles, des soubresauts; la peau reste sèche, sans augmentation sensible de chaleur, la soif ayant beaucoup diminué. Dans la soirée du 4, le malade eut une très-grande agitation à la suite d'un entretien prolongé avec un camarade, son compatriote. Il s'ensuivit une exacerbation fébrile avec délire, vociférations et retour des excrétions involontaires. Cependant la langue dérougie continue à s'humecter davantage; toux catarrhale. La nuit du 5 au 6 et les suivantes sont plus calmes, la rémission reparaît et se prolonge de plus en plus; les excrétions redeviennent volontaires; cessation de la soif; appétit. Le malade, en cherchant à satisfaire un besoin, tombe sur le plancher. P. Crêmes de riz ou autres légers potages; boissons gommées; continuation de l'infusion de guimauve lactée et édulcorée, 125 grammes tous les matins, puis infusion de café lactée et édulcorée.

Du 11 au 21. La toux et l'expectoration catarrhale augmentent; la peau redevient sèche et ardente; vomissement du potage pris le 15 au soir; exacerbation fébrile très-forte dans la nuit du 15 au 16; douleur très-vive derrière le sein gauche et au-dessous; râle crépitant sous l'aisselle; bruit respiratoire très obscur; crachats striés de sang ; excrétions involontaires ; retour du délire avec plaintes et gémissements surtout dans les nuits des 17 au 19. P. Diète absolue ou crêmes de riz ; 2 ventouses scarifiées et 30 sangsues en trois fois sous l'aisselle et sur le sein gauche. Leurs piqûres saignent bien ; la douleur de côté, la toux et l'expectoration cessent, frictions sur toute la partie antérieure du thorax avec la pommade stibiée, jusqu'à manifestation d'une éruption pustuleuse, puis application entre les épaules d'un emplâtre de poix de Bourgogne, saupoudré d'émétique.

Du 21 au 31, les symptômes de pneumo-pleurite disparaissent ainsi que les exacerbations fébriles et le délire. L'excrétion de l'urine n'est involontaire que pendant le sommeil ou l'assoupissement. L'appétit ne revient pas. Le malade vomit une demi-panade le 24, et un demi-bouillon le 26, l'infusion de café lactée et édulcorée est seule tolérée; sa faiblesse est grande, l'émaciation approche du demi-marasme, sa peau est sèche, terreuse, et il y a une ulcération superficielle à la partie postérieure du bassin. Frictions sur les jambes et les cuisses avec le vin aromatique très-chaud; manuluves. Solution gommeuse lactée. Dans les derniers jours du mois, R*** supporte mieux les demi-bouillons et des vermicelles.

Du 1er au 10 août, le malade épuisé, dont l'estomac avait repoussé jusqu'au bouillon et les plus légers potages, était comme suspendu entre la vie et la mort. Le plus léger accident pouvait terminer bien vîte une existence si compromise. Les potions gommeuses lui répugnaient, il se fatiguait aussi d'une demi-tasse de café au lait. Quelques bouillons, de petites portions de vermicelle, des demi-panades et autres légers potages passaient mieux. Puis on en vint à un œuf sur le plat, à une côtelette apprêtée avec le quart de pain et de vin.

Du 11 au 20, R*** recouvre l'usage complet de ses facultés intellectuelles. Il avait un souvenir très-confus ou nul de ce qui s'était passé depuis deux mois et le sourire du bien-être errait sur ses lèvres. A l'imitation de ceux qui par politesse ou pour se montrer en état de manger davantage, s'asséyaient dans leurs lits, on le voyait chaque matin se soulever en s'appuyant sur un coude, puis s'asseoir tout-à-fait pour faire augmenter sa portion alimentaire. La convalescence n'était plus douteuse, car elle ne s'était pas démentie depuis la fin de juillet, et elle s'affermissait chaque jour davantage. Il ne fallait qu'en soutenir et surveiller les progrès.

Du 21 au 28. Depuis cinq jours, R*** mangeait la demi-portion le matin avec côtelette apprêtée, le quart le soir, avec viande et légumes frais, et la demi-portion de vin toute la journée; ses forces et son embonpoint revenaient visiblément; il commençait à se lever, quand j'appris, le 21 au matin, qu'il avait eu deux ou trois selles en diarrhée dans la nuit précédente. Il n'était pas possible de croire à une simple indigestion. Tant d'autres malades étaient victimes de la dyssenterie, que je me persuadai dès-lors que R*** en mourrait. Il eut quinze à vingt selles dans la journée. Des selles plus fréquentes encore dans la nuit; insomnie opiniâtre; coliques et tranchées avant les défécations sanguinolentes, sanieuses et d'une odeur putride infecte; dépérissement rapide; ventre rétracté vers la colonne vertébrale; hoquet, prostration telle, que le malade ne peut plus se soulever pour qu'un bassin soit placé sous lui. Il expire à six heures du soir, le 28, après quatre-vingts jours de traitement. Il avait été mis à une diète absolue du 21 au 28, à l'usage d'une décoction de riz gommée. Je lui avais fait appliquer 6 ventouses scarifiées et 10 sangsues sur le ventre, du 22 au 24 et donner six pilules d'extrait gommeux d'opium par jour, du 23 au 28.

Nécroscopie trente-six heures après le décès. Demi-marasme. Le crâne n'a pas été ouvert, aucun symptôme d'irritation encéphalique ne s'étant offert depuis plus d'un mois.

*Poitrine.* Les poumons sont d'une couleur légèrement rosée, soyeux, crépitants, sans la moindre trace d'altération pathologique dans les bronches, dans le parenchyme et dans la plèvre.

*Abdomen.* L'estomac contient un liquide biliaire verdâtre, la membrane muqueuse est pâle dans sa presque totalité. Il y a, dans le voisinage du pylore, une plaque de la largeur de la main, offrant une teinte très-légèrement ardoisée, et deux petites rougeurs érythémateuses, de la largeur d'une pièce d'un et deux francs, au-dessous du cardia. La membrane muqueuse du duodenum et du jejunum est pâle, décolorée, enduite de liquide verdâtre. La moitié inférieure de l'iléon présente quelques portions rouges et injectées en dehors et en dedans. On voit vers le bord convexe de l'intestin, une plaque gauffrée, recouverte d'une membrane pellucide, au-dessous de cette plaque s'en trouve une autre beaucoup plus large, offrant le même aspect, d'une couleur bleu-verdâtre. En descendant vers le cœcum, on trouve une portion d'iléon de 12 à 15 centimètres, où l'arborisation sanguine est très-prononcée ; plus au-dessous, on aperçoit très-distinctement deux plaques recouvertes d'une membrane pellucide qui n'a pas le velouté de la membrane muqueuse ; plus bas encore, on trouve une autre plaque plus large et plus marquée. En approchant davantage du cœcum, ces cicatrices deviennent plus multipliées et plus marquées. Elles ont beaucoup de ressemblance avec les cicatrices de vaccine qui sont pourtant mieux marquées ; d'autres cicatrices de l'intestin sont légèrement déprimées, leur bord formant un bourrelet, ce qui donne à ces dernières une analogie parfaite avec les cicatrices de la peau à la suite d'ulcérations avec perte d'une partie du derme, et rend parfaitement compte des ulcérations avec destruction de la membrane muqueuse que l'on rencontre presque toujours dans l'intestin de ceux qui succombent dans une période avancée des fièvres typhoïdes, à 12 ou 15 centimètres au-dessus du cœcum, ces cicatrices sont presque toujours contiguës les unes aux autres. Le cœcum présente trois larges plaques dont la plus étendue occupe presque tout le grand cul-de-sac. La membrane pellucide qui la recouvre est tout-à-fait lisse, comme si elle avait été tannée, le velouté ayant disparu complètement. Toute la membrane muqueuse du cœcum est généralement rouge, très-injectée, et parsemée de nombreuses fongosités rougeâtres. En avançant vers le colon transverse, vers le rectum et l'anus, les parois de l'intestin deviennent de plus en plus épaisses, la membrane muqueuse étant boursoufflée, hérissée de fongosités rougeâtres entre lesquelles on voit quelques excoriations variables pour la forme et l'étendue.

Le foie est parfaitement sain, d'une couleur légèrement rosée, et sa vésicule est distendue par une bile poisseuse d'un vert foncé, aussi consistante que la mélasse. La vessie contenant à peine 60 grammes d'urine, est très-rétractée.

Les développements très-circonstanciés de cette observation me permettent de ne point m'arrêter aux nombreuses réflexions qu'elle suggère. Je ferai remarquer seulement que cette phlegmasie diffuse (fièvre) typhoïde a débuté, comme beaucoup d'autres, sous le masque d'une fièvre intermittente. Si l'erreur de diagnostic n'avait été promptement reconnue, la conséquence thérapeutique aurait été bientôt funeste. Après sept à huit jours d'un traitement antiphlogistique très-énergique, l'intermittence reparaît, et mon estimé collègue, dont j'avais appelé l'attention toute particulière sur cet intéressant malade, à raison de son état fâcheux et de l'obscurité dans l'indication thérapeutique, jugea le sulfate de quinine nécessaire. Nos prévisions ne se réalisèrent pas. Il me fallut recourir à un traitement antiphlogistique très-énergique, en insistant surtout sur les saignées capillaires.

Après un mois d'un traitement si énergique, la diminution graduelle des phénomènes sympathiques, de ceux surtout de l'encéphale, fait espérer une convalescence prochaine. Mais il survient, le trente-cinquième jour, une pneumonite consécutive. Les saignées capillaires lui sont opposées très-avantageusement, et j'aurais eu recours même à la phlébotomie si elles n'avaient pas suffi, car la saignée générale convient dans la plupart des phlegmasies pulmonaires. Je ferai remarquer encore que la dyssenterie, quoique attaquée dès son début, n'en fit pas moins de rapides progrès, et la terminaison devint aussi promptement funeste que chez les militaires qui en furent atteints spontanément. Le dépérissement fut plus rapide en huit jours qu'il ne l'avait été pendant le premier mois d'une maladie aiguë très-grave, et d'un traitement antiphlogistique très-énergique. Enfin, les cicatrices dont j'ai donné la description détaillée ci-dessus, prouvent que les ulcérations intestinales, si communes dans les fièvres typhoïdes et dans quelques autres maladies, sont susceptibles de guérison complète.

# TABLE DES MATIÈRES.



FIN.

TABLEAU A.

# TABLEAU SYNOPTIQUE ET PÉRIODIQUE

## DU MOUVEMENT DES FIÉVREUX DANS LE SERVICE DE LA CLINIQUE MÉDICALE DE L'HÔPITAL MILITAIRE D'INSTRUCTION DE METZ,

DU 1.er SEPTEMBRE 1839 AU 1.er MAI 1841.

| DÉTAIL PAR GENRE DE MALADIE. | Restants au 1.er septemb. 1839. | ANNÉE 1839. Pendant les mois de septemb., octob., nov. et décemb. | | | ANNÉE 1840. Pendant le 1.er trimestre. | | | Pendant le 2.e trimestre. | | | Pendant le 3.e trimestre. | | | Pendant le 4.e trimestre. | | | ANNÉE 1841. Pendant les mois de janvier, février, mars et avril. | | | Restants au 1.er mai 1841. |
|---|---|---|---|---|---|---|---|---|---|---|---|---|---|---|---|---|---|---|---|---|
| | | Entrés. | Sortis. | Morts. | Entrés. | Sortis. | Morts. | Entrés. | Sortis. | Morts. | Entrés. | Sortis. | Morts. | Entrés. | Sortis. | Morts. | Entrés. | Sortis. | Morts. | |
| ysipèles : simples, compliqués, phlegmoneux ; quatre oreillons, trois parotidites | 1 | 3 | 4 | » | 2 | 2 | » | » | » | » | 1 | » | » | 4 | 3 | » | 12 | 12 | » | 2 |
| ticaires ; rougeoles simples et compliquées ; scarlatines | 1 | » | 1 | » | 3 | 1 | » | 3 | 5 | » | 5 | 5 | » | 30 | 25 | » | 36 | 41 | 2 | 1 |
| arioloïdes ; varioles simples et compliquées, une suivie d'urticaire | 4 | 1 | 5 | » | 1 | 1 | » | 2 | 2 | » | » | » | » | 8 | 7 | » | 23 | 16 | 1 | 7 |
| uptions psoriformes, herpétiformes ; dartres | » | » | » | » | 2 | 1 | » | » | » | » | » | » | » | 3 | 3 | » | 1 | 1 | » | » |
| ntusions ; furoncles ; un ulcère au coude, une ganglionite axillaire | 1 | 1 | 1 | » | » | » | » | » | » | » | 1 | » | » | 5 | 4 | » | » | 1 | » | » |
| yosites partielles : un torticolis, une distorsion cervicale ; pleurodinies, lumbagos | 1 | 4 | 5 | » | 3 | 5 | » | 2 | 3 | » | 5 | 5 | » | 8 | 8 | » | 2 | 4 | » | » |
| yosites générales aiguës (rhumatismes musculaires) | » | 4 | 5 | » | 6 | 2 | » | » | » | » | » | 2 | » | » | » | » | 1 | 1 | » | » |
| rthrites partielles et générales aiguës, trois récidivées | » | 4 | 4 | » | 15 | 19 | » | 8 | 9 | » | 2 | 3 | » | 5 | 6 | » | 20 | 15 | » | 2 |
| rthrites générales, six récidivées ; arthrites et myosites partielles et générales chroniques | » | » | » | » | 5 | 2 | » | 5 | 4 | » | 5 | 6 | » | 1 | 1 | » | 3 | 4 | » | 2 |
| e ostéo-myosite fémorale chronique, une coxalgie, deux caries vertébrales | » | » | » | » | 2 | » | » | » | 1 | » | » | » | » | 2 | » | 1 | » | » | 2 | » |
| ommotions générales | » | » | » | » | 1 | » | » | 3 | 4 | » | » | » | » | » | » | » | » | » | » | » |
| oryzas, laryngites, laryngo-trachéites aiguës | » | 3 | 5 | » | 8 | 6 | » | 2 | 3 | » | 2 | 1 | » | 4 | 3 | » | 21 | 20 | 1 | 1 |
| aryngites, laryngo-trachéites, laryngo-trachéo-bronchites chroniques, trois phthisies | » | » | » | » | » | » | » | 1 | 1 | » | 1 | » | » | 2 | 1 | » | 7 | 2 | 3 | 4 |
| ronchites, broncho-pneumonites aiguës, neuf consécutives, quinze compliquées | 2 | 28 | 24 | 1 | 40 | 37 | 1 | 29 | 36 | » | 24 | 20 | » | 57 | 38 | 1 | 187 | 185 | 6 | 8 |
| neumonites, pneumo-pleurites, pneumo-pleurites aiguës, trois compliquées, cinq récidivées | » | 20 | 21 | 1 | 31 | 47 | » | 46 | 23 | » | 8 | 10 | » | 12 | 9 | 1 | 47 | 43 | 1 | 7 |
| ronchites, broncho-pneumonites, pneumo-pleurites chroniques, quarante-deux phthisies | 10 | 11 | 16 | 4 | 14 | 14 | 3 | 10 | 4 | 7 | 2 | 9 | 2 | 3 | 1 | 4 | 22 | 6 | 14 | 6 |
| roncho-pneumonites compliquées d'anasarque, une pneum. compl.e d'encéph.e, une traumatique | » | » | » | » | 1 | » | » | » | 1 | » | » | » | » | 2 | 1 | 1 | 2 | 1 | » | 1 |
| neumo-pleurites chroniques : une compliquée de carie vertébrale, une de carie des côtes | » | » | » | » | 1 | » | » | » | 1 | » | 1 | » | 1 | » | 1 | » | » | » | » | » |
| neumo-pleurite chronique suivie de variole | » | » | » | » | » | » | » | » | 1 | » | 1 | » | 1 | » | » | » | » | » | » | » |
| ongestions pulmonaires, hémoptysies | 2 | 1 | 2 | 1 | 4 | 4 | » | 2 | 1 | » | 3 | 4 | » | 1 | 1 | » | 2 | 3 | » | » |
| sphyxie par ivresse et par le froid | » | » | » | » | 1 | » | » | » | 1 | » | » | » | » | » | » | » | » | » | » | » |
| nduration et atrophie pulmonaires | » | 1 | 1 | » | » | » | » | » | » | » | » | » | » | » | » | » | » | » | » | » |
| ypertrophies et anévrismes du cœur | 2 | 2 | 4 | » | » | » | » | » | » | » | » | » | » | 4 | » | » | 1 | 1 | 1 | » |
| ngivites, stomatites, ulcérations de la langue ; une suivie de gangrène de la gorge | 2 | 16 | 16 | » | 13 | 14 | » | 9 | 10 | » | 10 | 12 | » | 1 | 2 | » | 1 | » | 1 | » |
| ngines, amygdalites, pharyngites, une gastro-pharyngite | » | 8 | 8 | » | 6 | 6 | » | 5 | 5 | » | 3 | 4 | » | 13 | 11 | » | 14 | 16 | » | » |
| digestions, embarras gastriques, gastrites, gastro-entérites légères, six gastralgies | 1 | 11 | 12 | » | 9 | 6 | » | 3 | 3 | » | 8 | 5 | » | 4 | 4 | » | 4 | 5 | » | 1 |
| astrites, gastro-entérites, gastro-colites aiguës, confirmées et compliquées | 12 | 53 | 44 | » | 9 | 9 | » | 12 | 8 | » | 11 | 10 | » | 8 | 14 | » | 10 | 7 | 1 | » |
| Idem, idem, idem, chroniques | 1 | 1 | » | » | 3 | 3 | 1 | 4 | 1 | » | 2 | 1 | » | » | » | » | » | » | » | » |
| ntérites, entéro-colites et colites légères | 7 | 34 | 37 | » | 7 | 4 | » | 5 | 5 | » | 8 | 8 | » | » | » | » | 8 | 8 | » | 1 |
| ntéro-colites, colites confirmées et suraiguës, une suivie d'aphthes, de variole et de sudamina | 20 | 41 | 61 | 3 | 7 | 4 | » | 13 | 8 | 2 | 34 | 31 | 1 | 20 | 21 | 4 | 15 | 15 | 2 | » |
| ntéro-colites très-invétérées, une colite compliquée d'arthrite | 4 | 5 | 6 | 2 | 1 | » | » | » | » | » | » | » | 1 | 1 | 1 | » | » | » | » | » |
| n choléra sporadique, trois entéro-colites cholériformes | » | » | » | » | » | » | » | » | » | » | 4 | 2 | 1 | » | 1 | » | » | » | » | » |
| ntéro-mésentérites, entéro-péritonites aiguës et consécutives | » | » | » | » | 3 | 1 | 2 | 6 | 6 | » | 10 | 10 | » | 13 | 12 | » | 2 | 4 | » | » |
| éritonite consécutive de perforation, une péritonite générale aiguë | » | » | » | » | » | » | » | » | » | » | 1 | » | 1 | 1 | » | » | 1 | 2 | » | » |
| èvres : gastro-hépatites, une splénocèle, une gastro-splénite | 1 | 9 | 10 | » | 7 | 6 | » | 4 | 4 | » | 5 | 4 | » | 7 | 6 | » | 13 | 12 | » | 2 |
| ites consécutives, une de rhumatisme (hydropisies et leucophlegmaties) | » | 5 | 2 | 2 | » | » | » | » | » | » | 2 | 4 | » | » | » | » | 1 | 1 | » | » |
| plarites et deux orchites compliquées | » | » | » | » | » | » | » | 6 | 6 | » | 1 | 1 | » | 1 | » | » | » | » | » | » |
| phthalmies, une héméralopie ; otites, une surdité simulée | » | 2 | 2 | » | 2 | 1 | » | 3 | 4 | » | 1 | 1 | » | 3 | 4 | » | 4 | 4 | » | 1 |
| éphalalgies, congestions cérébrales, encéphalites légères | » | 9 | 8 | » | 33 | 25 | » | 28 | 34 | » | 7 | 7 | » | 8 | 9 | » | 22 | 17 | » | 4 |
| ncéphalites, encéphalo-méningites ; arachnoïdites encéphalo-rachidiennes suraiguës, 2 consécutives | » | 13 | 12 | 1 | 38 | 7 | 22 | 8 | 10 | 4 | 3 | 6 | » | 8 | 7 | » | 12 | 8 | 8 | 3 |
| ne encéphalo-myélite, une myélite chronique suivie d'entéro-bronchite, une hémiplégie | » | 1 | 1 | » | 2 | » | 1 | » | » | 1 | » | » | » | 1 | 1 | » | 2 | 2 | 1 | » |
| astro-bronchites, entéro-bronchites, une gastro-entéro-bronchite suivie de phlegmon diffus | » | » | » | » | 1 | » | 1 | 4 | 10 | 1 | » | » | » | 7 | 7 | » | 11 | 9 | » | 6 |
| astro-encéphalites légères | » | » | » | » | » | » | » | » | » | » | 3 | 2 | » | 3 | 4 | » | » | » | » | » |
| astro-encéphalites confirmées, deux devenues typhoïdes | 4 | 5 | 5 | 2 | » | 2 | » | » | » | » | 6 | 5 | 1 | 6 | 9 | » | 4 | 3 | 1 | 1 |
| astro-broncho-encéphalites, gastro-pharyngo-encéphalites, une gastro-cystite | 10 | 30 | 34 | 10 | 26 | 21 | » | 7 | 14 | 1 | 5 | » | » | 10 | 6 | 2 | 3 | 2 | 1 | » |
| hlegmasies viscérales diffuses confirmées ou compliquées | » | » | » | » | 5 | 4 | » | » | » | » | 2 | 1 | » | 15 | 12 | » | 24 | 24 | 7 | 7 |
| hlegmasies viscérales diffuses (fièvres) typhoïdes | 3 | 10 | 10 | 3 | 10 | 3 | 6 | » | » | » | 4 | 2 | 2 | 5 | 1 | 4 | 28 | 13 | 3 | 3 |
| ièvres intermittentes simples, récidivées, compliquées | 15 | 148 | 153 | » | 86 | 68 | » | 147 | 145 | » | 85 | 97 | » | 43 | 42 | » | 67 | 59 | » | 12 |
| Id. pernicieuses péripneumoniques, cérébrales ; une sudorale | » | 2 | » | » | 2 | 1 | » | 2 | 4 | » | 7 | 6 | » | 1 | 1 | » | » | » | » | » |
| évralgies : une lombo-dorsale, une temporo-faciale, une sciatique | » | 3 | 3 | » | 1 | 1 | » | » | » | » | » | » | » | » | » | » | » | » | » | » |
| pilepsies simulées, une nostalgie supposée, convulsions épileptiformes, épilepsie dissimulée | » | 3 | 3 | » | 1 | 1 | » | 1 | » | » | 2 | 2 | » | 3 | 3 | » | 1 | 1 | » | 1 |
| otisme, aliénation mentale suivie d'encéphalite, une supposée | 1 | 2 | 2 | 1 | » | » | » | » | » | » | 1 | 1 | » | » | » | » | » | » | » | » |
| aladies indéterminées, fièvres éphémères, douleurs inappréciables | 3 | 8 | 10 | » | 12 | 10 | » | 10 | 12 | » | 6 | 7 | » | 12 | 9 | » | 16 | 14 | » | 3 |
| Totaux généraux | 108 | 500 | 350 | 28 | 426 | 306 | 35 | 358 | 380 | 16 | 286 | 290 | 10 | 347 | 301 | 19 | 650 | 586 | 36 | 88 |

### OBSERVATIONS.

Depuis le 1.er septembre 1839 jusqu'au 1.er mai 1841, j'ai fait le service des fiévreux sans un seul jour d'interruption, avec le concours d'un autre médecin, quand leur nombre a été de 120 à 200 : il fut au-delà de 300 en février 1841.

J'ai fait les relevés mensuels des maladies traitées dans mon service, pour les réunir par trimestre et en former un tableau synoptique qui présentât des documents utiles pour une statistique médicale d'armée.

Mais une statistique médicale, une comptabilité de maladies est infiniment plus difficile à faire qu'une comptabilité d'écus, d'hommes, etc. Un écu ne varie pas, il est toujours le même, ou bien il est représenté par une matière ou marchandise équivalente, tandis que nous voyons sur le même individu deux, trois maladies et plus successivement ou à la fois, pendant un seul séjour d'hôpital. En outre, la maladie, dans certains cas, n'est bien caractérisée que deux ou trois jours après l'entrée à l'hôpital. La variole, par exemple, peut être qualifiée le premier jour de phlegmasie diffuse (fièvre inflammatoire), et les boutons caractéristiques qui la constituent, n'apparaître que deux ou trois jours après. Des malades, à leur entrée à l'hôpital, ont une broncho-pneumonite ou une pneumo-pleurite aiguë, puis le commémoratif ou des renseignements ultérieurs font reconnaître qu'il y a une phlegmasie pulmonaire chronique antérieure, et le malade meurt phthisique. Dans ce cas, il y a une maladie aiguë en moins et une phthisie en plus aux sorties qu'aux entrées. Un autre est envoyé pour une fièvre intermittente grave, et on reconnaît dès le lendemain une inflammation cérébrale. Dans ce cas, encore il y a une fièvre intermittente en moins et une inflammation cérébrale en plus aux sorties qu'aux entrées.

Quoi qu'il en soit, l'examen comparatif de ce tableau avec le mouvement général des malades en 20 mois donne les résultats suivants :

J'ai traité 2,675 fiévreux, dont 2,423 sont sortis par billets et 164 sont morts, ce qui donne la proportion de $14\ ^{125}/_{164}$ guérisons pour 1 décès.

Les 2,423 sortis par billets ont fourni 42,255 journées, ou la moyenne de $17\ ^{1042}/_{2423}$ journées par traitement suivi de guérison.

Les 164 décédés ont fourni 4,586 journées, ou la moyenne de $27\ ^{144}/_{164}$ journées par durée du traitement pendant le dernier séjour d'hôpital.

De cet aperçu statistique, si on s'élève aux considérations tirées de l'examen comparatif des maladies entre elles suivant les saisons, on trouve que les mois de septembre 1839 et 1840 sont ceux où il y a eu le plus de guérisons et le moins de décès, tandis que les mois de février 1840 et 1841 sont ceux où il y a eu des résultats tout à fait contraires. Du 1.er avril au 1.er octobre 1840, il y a eu moins de décès que dans le 1.er et le 4.e trimestre de 1840 pris isolément, et pas la moitié des décès du 1.er quadrimestre de 1841. Pendant les mois d'hiver de novembre et décembre 1839, d'octobre et novembre 1840, de janvier et février 1841, ont régné les phlegmasies diffuses (fièvres) typhoïdes. Pendant le 1.er trimestre de 1840 et 1841, les arachnoïdites encéphalo-rachidiennes (fièvres cérébrales) furent nombreuses alors, et très-rares avant et depuis.

Enfin, la mortalité du 1.er quadrimestre de 1841 a dépassé notablement celle des époques correspondantes des 20 années précédentes pour trois raisons : 1.° l'augmentation presque doublée de l'effectif de l'armée par l'appel sous les drapeaux des jeunes soldats des quatre classes précédentes, qui ont fourni à eux seuls près des quatre cinquièmes des décès ; 2.° un hiver rigoureux et fort long ; 3.° des inflammations pulmonaires très-nombreuses et variées, primitives ou plus souvent prédominantes, concomitantes ou consécutives de phlegmasies cutanées, surtout de la rougeole qui a régné épidémiquement ; des phlegmasies diffuses (fièvres) typhoïdes, des affections dites rhumatismales, et autres maladies presque toutes exaspérées par l'inflammation des bronches ou de la plèvre, et surtout par celle des vésicules bronchiques et du parenchyme pulmonaire. Les conséquences de cette statistique médicale très-exactement établie dans un grand hôpital où sont reçus les malades d'une garnison de dix mille hommes environ, et de deux mille passagers ou cantonnés hors de la ville, se résument dans les corollaires suivants :

1.° Pour les garnisons de France, du nord jusqu'à l'est, de Paris jusqu'à la frontière, le mois de février est celui où il y a le plus de décès, et le mois de septembre celui où il y en a le moins, tandis qu'en Afrique, c'est tout le contraire. Les mois de janvier et mars, de décembre et d'avril sont ceux où la mortalité se rapproche le plus de celle de février ; tandis que les mois de mai, juin, juillet et août sont ceux qui se rapprochent le plus de septembre sous le rapport sanitaire.

2.° Les hommes, dans la première année de service, fournissent plus du double de malades et de décès que les soldats dans la 2.e année, et deux fois plus que ceux des 3.e et 4.e années.

3.° L'encombrement, le défaut de circulation et de renouvellement d'air dans les casernes, surtout pendant les longues nuits d'hiver, font naître les fièvres typhoïdes, les fièvres cérébrales et autres maladies graves, comme les froids rigoureux et prolongés font naître les inflammations de poitrine.

4.° Enfin, sous le rapport de l'acclimatement, toutes choses égales d'ailleurs, les régiments nouvellement arrivés dans une garnison fournissent plus de malades et de décès que ceux qui y sont depuis un an et plus.

TABLEAU B.

# ÉTAT NUMÉRIQUE

DES DÉCÉDÉS EN 1840, ET PENDANT LES QUATRE PREMIERS MOIS DE 1841, DANS TOUS LES SERVICES DE L'HOPITAL MILITAIRE D'INSTRUCTION DE METZ

| 1840. MOIS. | PAR AGE. A 20 ans et au-dessous. | De 21 à 23 ans. | De 24 à 30 ans. | De 31 ans et au-dessus. | PAR RÉGIMENT. 3.e du génie. | 3.e d'artillerie. | 7.e d'artillerie. | 8.e d'artillerie. | 6.e de ligne. | 16.e de ligne. | 18.e léger. | 22.e léger. | Train d'ouv. d'art. | Soldats-infirmiers. | Étrangers à la garnison. | PAR GRADE. Caporaux et soldats. | Sous-officiers. | Officiers. | Qualités sous lesquelles ils ont été incorporés. Engagés. | Appelés. | Remplaçants ou substituants. | ANCIENNETÉ DE SERVICE depuis l'arrivée au corps. 1.re année. | De 1 jusqu'à 5 ans. | De 5 à 7 ans. | De 8 ans et plus. | D'après le nombre de séjours d'hôpital. Point de séjour connu. | 1 à 2 séjours. | 3 séjours et plus. | D'après l'invasion de la maladie. Connue. | Inconnue. | D'après la durée du traitement pendant le dernier séjour. Moins d'un jour. | 1 à 3 jours. | 4 à 25 jours. | 26 jours et plus. | D'après LE GENRE DE MALADIE. Fiévreux. — Divisions. 1.re | 2.e | Blessés. | Vénériens. | Galeux. | TOTAL. | OBSERVATI[ONS] |
|---|---|---|---|---|---|---|---|---|---|---|---|---|---|---|---|---|---|---|---|---|---|---|---|---|---|---|---|---|---|---|---|---|---|---|---|---|---|---|---|---|---|
| Janvier | » | 5 | 4 | » | » | » | 5 | 1 | 1 | 2 | » | » | » | » | » | 9 | » | » | * 1 | 5 | 2 | * 4 | 2 | 1 | 1 | 5 | 4 | » | 4 | 5 | 3 | 2 | 2 | 2 | 4 | 2 | 3 | » | » | 9 | * Ce signe i[...] |
| Février | » | 7 | 11 | » | » | » | 8 | 5 | 4 | » | » | » | » | » | 1 | 18 | » | » | » | 12 | 5 | 8 | 6 | 4 | » | 9 | 6 | 3 | 11 | 7 | 2 | 6 | 3 | 7 | 16 | » | 2 | » | » | 18 | le nombre d'i[...] |
| Mars | » | 11 | 4 | » | 1 | » | 6 | 3 | 3 | 1 | » | » | 1 | » | » | 15 | » | » | * » | 10 | 4 | * 9 | 4 | 1 | » | 10 | 5 | » | 12 | 3 | 1 | 3 | 7 | 4 | 15 | » | » | » | » | 15 | nus dans chaq[ue ca]tégorie. |
| Avril | 1 | 4 | 6 | 2 | 1 | » | 2 | 4 | 2 | 2 | » | » | 1 | 1 | » | 11 | 2 | » | *** 1 | 3 | 4 | * 4 | 2 | 2 | 4 | 8 | 4 | 1 | 7 | 6 | 1 | 1 | 4 | 7 | 8 | 4 | » | 1 | » | 13 | |
| Mai | » | 8 | 3 | » | » | » | 4 | » | 4 | 1 | » | » | » | 1 | 1 | 11 | » | » | ** 1 | 7 | 1 | * 5 | 4 | » | » | 7 | 3 | 1 | 3 | 8 | 2 | 1 | 3 | 5 | 4 | 6 | 1 | » | » | 11 | |
| Juin | » | 2 | 4 | 1 | 1 | 2 | 4 | » | » | » | » | » | » | » | » | 6 | 1 | » | » | 3 | 4 | 3 | 3 | 1 | » | 3 | 1 | 3 | 4 | 3 | » | » | 3 | 4 | 4 | 2 | » | 1 | » | 7 | |
| Juillet | 1 | 3 | 4 | 1 | 1 | » | 3 | 1 | » | » | 3 | » | » | » | 1 | 8 | 1 | » | ** 1 | 3 | 1 | * 4 | 3 | 1 | » | 4 | 1 | 4 | 4 | 5 | » | » | 2 | 7 | 4 | 3 | 2 | » | » | 9 | |
| Août | » | 4 | 2 | 2 | 3 | 1 | 1 | » | » | » | 1 | » | » | » | 2 | 7 | 1 | » | * » | 4 | 3 | 6 | » | 1 | 1 | 5 | 3 | » | 4 | 4 | » | 1 | 2 | 5 | 3 | 4 | » | 1 | » | 8 | |
| Septembre | » | 1 | 3 | 1 | » | 2 | » | » | 2 | » | 1 | » | » | » | » | 4 | 1 | » | » | 4 | 1 | 2 | 1 | 2 | » | 3 | 2 | » | 3 | 2 | 1 | » | 4 | » | 3 | 2 | » | » | » | 5 | |
| Octobre | 2 | 8 | 9 | 1 | » | 2 | 1 | » | 11 | 1 | 3 | » | 1 | 1 | » | 19 | 1 | » | ** » | 13 | 3 | *10 | 6 | 2 | 1 | 14 | 6 | » | 7 | 13 | » | 2 | 12 | 6 | 7 | 11 | 1 | 1 | » | 20 | |
| Novembre | » | 4 | 9 | 2 | » | » | 1 | » | 7 | » | 4 | » | 1 | 1 | 1 | 13 | 2 | » | ** 1 | 10 | 2 | * 9 | 2 | 1 | 2 | *13 | 1 | » | 6 | 9 | » | » | 4 | 11 | 6 | 5 | 4 | » | » | 15 | |
| Décembre | 1 | 4 | 5 | 1 | » | 2 | 1 | » | 2 | » | 3 | 3 | » | » | » | 10 | 1 | » | 2 | 6 | 3 | 4 | 2 | 4 | 1 | 4 | 7 | » | 6 | 5 | » | » | 6 | 5 | 6 | 5 | » | » | » | 11 | |
| TOTAUX | 5 | 64 | 64 | 11 | 7 | 9 | 36 | 14 | 30 | 7 | 13 | 3 | 4 | 4 | 6 | 131 | 10 | » | 14* 7 | 86 | 34 | 7* 60 | 35 | 20 | 10 | 1* 88 | 43 | 12 | 71 | 70 | 10 | 16 | 32 | 63 | 80 | 44 | 13 | 4 | » | 141 | |
| 1841. — | | | | | | | | | | | | | | | | | | | | | | | | | | | | | | | | | | | | | | | | | |
| Janvier | » | 10 | 8 | » | » | 2 | » | » | 5 | » | 2 | 8 | » | » | 1 | 18 | » | » | » | 16 | 2 | 12 | 5 | 1 | » | 15 | 3 | » | 7 | 11 | » | » | 13 | 5 | 8 | 9 | 1 | » | » | 18 | |
| Février | **3 | 10 | 26 | » | 9 | 6 | 3 | » | 3 | » | 7 | 8 | 1 | 1 | 1 | 41 | » | » | 4 | 22 | 15 | 34 | 7 | » | » | 28 | 12 | 1 | 21 | 20 | 3 | 6 | 23 | 9 | 23 | 17 | 1 | » | » | 41 | Des 2 mil[...] |
| Mars | » | 17 | 17 | 1 | 1 | 8 | 1 | » | 2 | » | 9 | 14 | » | » | » | 34 | 1 | » | *** 2 | 26 | 4 | 13 | 17 | 5 | » | 10 | 14 | 2 | 12 | 23 | 1 | 5 | 12 | 10 | 13 | 13 | 6 | 1 | » | 35 | du génie déc[...] avril, 1 app[...] |
| Avril | » | 8 | 13 | 1 | 2 | 1 | 3 | » | 1 | » | 5 | 8 | 1 | 2 | » | 22 | 1 | » | ** » | 16 | 5 | *10 | 6 | 6 | » | 13 | 6 | 2 | 12 | 11 | » | » | 9 | 13 | 12 | 6 | 4 | 1 | » | 23 | au 2.e régime[...] |

www.ingramcontent.com/pod-product-compliance
Lightning Source LLC
LaVergne TN
LVHW021441170726
843501LV00005B/1447